健康と脂質摂取

ネスレ栄養科学会議 監修

菅野 道廣
近藤 和雄
板倉 弘重
ブルース・ジャーマン
共　著

建帛社
KENPAKUSHA

『健康と脂質摂取』の刊行に寄せて

　2004年6月30日に行われましたネスレ科学振興会主催のシンポジウム「脂質の栄養生理機能を巡る論戦—健康な脂質摂取を目指して」は，大変盛況で，400名余りの方々が参加されました．本書は，その際の先生方のご講演を基礎に編集されたものです．

　脂質の栄養学は，おそらく栄養学の領域で，もっとも進歩の著しい領域のひとつではないかと思っております．この20年ほどの話題を振り返りましても，飽和脂肪酸と不飽和脂肪酸，モノ不飽和脂肪酸，n-6，n-3脂肪酸，エイコサペンタエン酸，ドコサヘキサエン酸，トランス酸，共役リノール酸などの脂肪酸自体の問題，その代謝産物でありますエイコサノイド，さらにコレステロールや脂溶性ビタミンにまで考察を広げますと，非常に多くの問題に栄養学者は取り組んでまいりました．

　また，脂肪の摂取量，コレステロールの摂取量などにつきましても，多くの研究が行われております．

　このような状況のもと，本書は，わが国の脂質栄養の泰斗であられる先生方が，ご自身の研究を基礎に，最新の知見をわかりやすく書いてくださった優れた論文集であります．近年の脂質栄養学の状況が非常に的確に展望され，解説されております．

　さらに，ジャーマン博士が「第4章 食と健康の個人差」で，21世紀の栄養学の中心課題のひとつというべき，"テーラーメイドニュートリション"，すなわち個人個人を対象とする栄養学について，大変興味深い議論を展開しておられます．

　このような貴重な論文集ですので，栄養学を専門とされる方々はもとより，栄養学を学んでおられる方々，さらには，栄養学に造詣の深い一般の方々にも大変参考になることと信じて，ネスレ栄養科学会議が，その出版をお手伝いさ

せていただくことになりました．

　お忙しい中を，ご執筆くださいました先生方に感謝申し上げ，本書の刊行を喜びたいと思います．

　2006 年 4 月

ネスレ栄養科学会議
理事長　野口　忠

● 目　　次 ●

● 『健康と脂質摂取』の刊行に寄せて ……………………………………… i

1章　脂質栄養の問題点と対策

1　脂質栄養問題の現代的背景………………………………………………1
2　わが国の脂質目安量（食事摂取基準）…………………………………3
3　脂質所要量を巡る海外での状況…………………………………………10
4　生活習慣病と脂質…………………………………………………………15
5　再び「リノール酸は悪者か」……………………………………………20
6　食用油脂を巡る最近の話題………………………………………………23
7　おわりに……………………………………………………………………32

2章　食環境と高コレステロール血症，高トリグリセリド血症

1　はじめに……………………………………………………………………41
2　食環境による高コレステロール血症の改善……………………………43

3　食環境改善による高トリグリセリド血症の是正 …………… *50*
　4　食環境改善による高カイロミクロン血症の是正 …………… *52*
　5　食環境と食後高脂血症 ………………………………………… *52*
　6　食環境とホモシステイン ……………………………………… *54*
　7　おわりに ………………………………………………………… *54*

3章　コレステロール代謝に影響する食品

　1　はじめに ………………………………………………………… *59*
　2　コレステロールの分布 ………………………………………… *60*
　3　コレステロール代謝 …………………………………………… *67*
　4　コレステロール代謝に影響する食品と食品成分 …………… *79*
　5　おわりに ………………………………………………………… *101*

4章　食と健康の個人差

　1　はじめに ………………………………………………………… *103*
　2　表現型 …………………………………………………………… *104*
　3　個人差を測るツール …………………………………………… *107*
　4　ライフサイエンスの新しいツールボックス ………………… *108*
　5　システム生物学 ………………………………………………… *115*

6　代謝と代謝健常性維持…………………………………………*117*
7　食と健康 ………………………………………………………*119*

● 索　引 …………………………………………………………………*129*

第1章
脂質栄養の問題点と対策

菅野　道廣

脂質，油脂，油（あぶら），脂肪などの用語は，教科書的レベルではそれぞれ定義があり，意味合いに違いがあるが，ここでは特に断らない限り同義語として使うことにする．

1　脂質栄養問題の現代的背景[1]

栄養素のなかで，脂質はあまりよくないイメージをもたれている成分である．それはほとんどが脂質のもつ高エネルギー価によるものであるが，脂質を構成する脂肪酸の栄養生理機能についての誤解が，このことに輪をかけているようである[1]．脂肪は多くの食品の美味しさを増すが，人が脂質を好むのは先天的なものではなく，また健康へのインパクトというよりもむしろ味覚的な満足度によって決まるようである．美味しいものは当然多く食べられることから，その結末としてエネルギー過剰による健康障害が避けられず，脂質に対して「悪い奴（bad guy）」のイメージがつきまとうことになり，結局は「脂質恐怖症（fat phobia）」に陥ることになってしまう．

このような因果関係のなかで，まず理解しておかなければならな

九州大学・熊本県立大学名誉教授

表1-1 脂質の栄養生理機能

1. 栄養機能	エネルギー源, 必須脂肪酸の供給, 脂溶性成分の担体・吸収促進, 嗜好性と満腹感
2. 生理（薬理）機能：脂肪酸と各種疾病・代謝異常との関係	動脈硬化・心臓病, 癌, 脳神経機能, 免疫機能など生活習慣病との関連
3. その他	脂質過酸化反応の影響, 脂肪・脂肪酸以外の共存成分の影響

い基礎知識は, 脂質の栄養生理機能についてである. 表1-1にまとめているように, 脂質に関しては通常の摂取で期待される, いわゆる「栄養機能」と, それより多く摂取した場合に発現する「生理機能」とに分けて考える姿勢が大切と思われる. 生理機能は薬理機能ともみなされよう. 両者の機能性を同じレベルで判断すると, 脂質栄養問題が陥っている落とし穴にはまることになりかねない. 栄養機能はエネルギー源, 必須脂肪酸の供給, 脂溶性成分の担体・吸収促進, 嗜好性と満腹感といった一般的な栄養素としての機能である. ただし, 脂溶性成分の吸収促進作用に対する効果については異論もある. 一方, 生理機能は生体の諸代謝系への影響に関するものであり, 多くの生活習慣病の予防を改善あるいは増悪する効果である. この場合, 食事摂取基準より多い量の摂取が必要であり, その意味では薬理的効果である. この両者を区別して考えれば, 脂質栄養問題の理解は比較的容易である.

　加えて, 脂質栄養を考えるとき, 不飽和脂肪酸の酸化されやすさに常に注意が必要である. 特に, 体内での脂質過酸化は種々の生活習慣病と深くかかわることから, 十分な抗酸化対策を講じなければならない. さらに, 油脂中には各種の非脂肪酸成分が含まれていて, 多様な生理活性が期待される. この成分としてはトコフェロール, トコトリエノール, 植物ステロール, セサミン, γ-オリザノールな

ど多士済々である．

2 わが国の脂質目安量（食事摂取基準）[2,3]

　わが国の栄養所要量は，第六次改定の日本人の栄養所要量では「健康人を対象として，国民の健康の保持・増進，生活習慣病予防のために標準となるエネルギー及び各栄養素の摂取量を示すものである」と定義されていた[2]．第七次改定では食事摂取基準（Dietary Reference Intakes）として取り扱うようになっているが，そこでも「健康な個人または集団を対象として，国民健康の維持・増進云々」と定義され，本質的にはこれまでの策定と変わりはない[3]．つまり，病態者のための指針ではなく，あくまでも健康維持を主眼としている．脂質栄養を巡る問題は，実にこの点についての混乱あるいは無知から生じている．つまり，ある疾病状態の改善のための脂質摂取情報が，あたかも食事摂取基準（栄養所要量）にそのまま適用できると誤解されている．現代脂質栄養学の多くの問題は，この点の正確な理解があればほとんど解消できると思われる．

　脂質目安量は「量」と「バランス（質）」の両面から理解しなければならないが[1,4]，わが国は先進国としては総脂質摂取量がかなり少なく，脂肪酸構成の面でもきわめて特徴的であることを，十分理解して対応する必要がある[5,6]．

(1) 量の問題[2-4]

　脂質として摂取しなければならないのは，理論的には必須脂肪酸としてだけである．必須脂肪酸の必要量は表1-2に示すように，きわめてわずかな量である．ヒトの必須脂肪酸必要量に関する情報は非常に限られていて，正確なことは断言できない状況にある．しかし，実験動物での成績と，ヒトでの限られた情報から，n-6系多価不

表1-2　必須脂肪酸の必要量

必要量は％エネルギーとして
n-6系　リノール酸　　　～2
n-3系 α-リノレン酸　～0.5
EPA＋DHA　　　　　0.1～0.2

　飽和脂肪酸については，おそらくエネルギー比で最低限1％あれば満たされるのではないかと考えられている．動物のデータをヒトへ適応することに関しては種々の意見があろうが，ヒトの個人差や食生活の多様性を考慮しても，2～3％エネルギーもあれば十分であろうとみなすことに大きな異論はないであろう．ちなみに，わが国の第六次改定脂質所要量の策定に際しては，3％エネルギーを基準に推奨摂取量を導いている．一方，n-3系多価不飽和脂肪酸については，ヒトでの欠乏症状改善に関する情報がいくらかあり，α-リノレン酸として0.5％エネルギー，エイコサペンタエン酸(EPA)＋ドコサヘキサエン酸(DHA)として0.1～0.2％エネルギー程度の摂取が必要であると考えられている．いずれにしても，総必須脂肪酸としてエネルギー比で3％程度とれば欠乏は避けられ，不足による健康障害は起こらないことになる．

　このエネルギー比3％という量は，1日当たり2,000 kcal程度の食事を摂取している人では7 g程度の量にしかすぎない．つまり，必要量（必須量）は実際の摂取量よりはるかに少ない．先進国としては脂肪摂取量がかなり低い日本人にとっても，この量は現時点での平均的脂質摂取量1日当たり50 g程度の1/7以下にすぎず，このような量の脂質しか含まない食生活は，到底実践できるものではない．もし仮に必要量程度しか脂質を含まない食事が可能であったとしても，エネルギー供給の面はもとより，必須栄養素供給の面からみて，欠陥食であるだけでなく，食物の美味しさも犠牲になる．

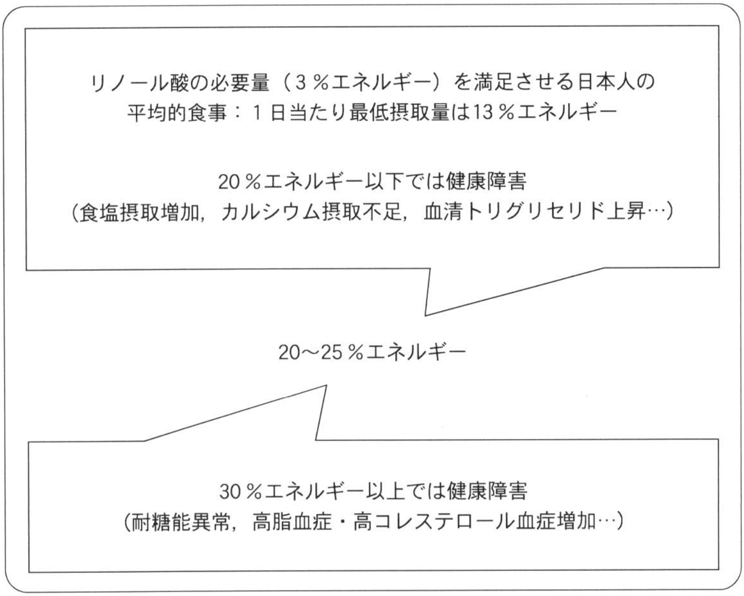

```
┌─────────────────────────────────────────────┐
│                                             │
│   リノール酸の必要量（3％エネルギー）を満足させる日本人の   │
│      平均的食事：1日当たり最低摂取量は13％エネルギー      │
│                                             │
│         20％エネルギー以下では健康障害           │
│   （食塩摂取増加，カルシウム摂取不足，血清トリグリセリド上昇…） │
│                                             │
└──────────────────────────┐            ┌─────┘
                           │            │
              20～25％エネルギー
                           │            │
┌──────────────────────────┘            └─────┐
│                                             │
│         30％エネルギー以上では健康障害           │
│   （耐糖能異常，高脂血症・高コレステロール血症増加…）      │
│                                             │
└─────────────────────────────────────────────┘
```

図1-1　脂質所要量策定の状況証拠

　第六次改定においては，必須脂肪酸の必要量を3％エネルギーとみなし，それを満足させる日本人の平均的食事を想定し，1日当たりの最低脂質摂取量は13％エネルギーであると算定している．問題はこの量で健康が保たれるかどうかという点である．脂質目安量の策定に際して，まず13％エネルギーという低い値は現実的ではなく，かつ日本人の食生活において，このレベルで健康が維持可能とはみなされないことから，図1-1に示すように，成人では20～25％エネルギーが推奨されている．

　20％エネルギー以下では，糖質摂取量の増加による食塩摂取の増加，カルシウム摂取不足，そしておそらくは血清トリグリセリドの上昇を伴うことになろう．特に，エネルギー摂取量が多い場合に，これらの影響が大きくなるであろう．一方，エネルギー比30％以上になると，欧米諸国にみられるような循環器系諸疾患（特に心臓病）

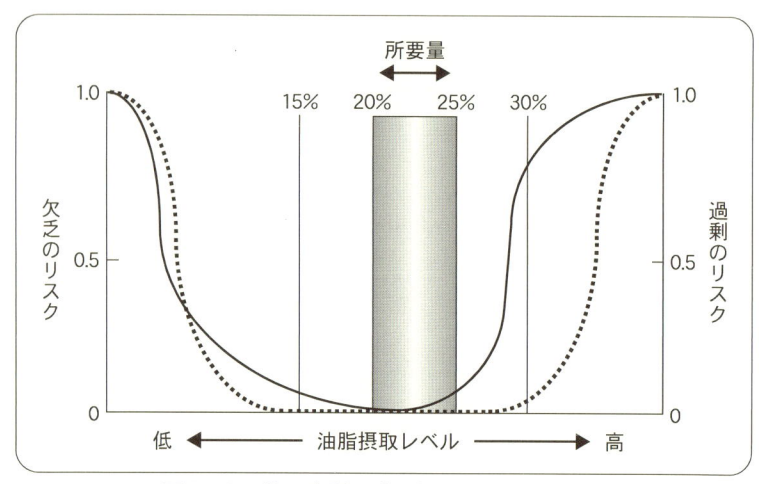

図1-2　狭い脂質の適正摂取レベル（推定）
　　　　――：脂質，■■■■：一般の栄養素

が多発し，健康障害をもたらす．血液コレステロール濃度に関しては，脂質エネルギー比が30％以上から25％に近づくほど低くなることが知られている．このような背景から，20～25％エネルギーという値が策定されているわけであるから，20％は下限値，25％は上限値と理解して対応することが必要である．2005年版の食事摂取基準でも，ほぼ同様な観点から同じ結論に達している．しかしながら，現時点では日本人の健常者を対象とした実験的証拠は皆無に近く，情報のほとんどはあくまでも状況証拠にすぎない．心疾患による死亡率は欧米諸国ほどではないが，わが国でも常に上位を占めており，脂質目安量，特に摂取上限量の策定に際して，血清コレステロール濃度，ひいては動脈硬化・心疾患の改善あるいは予防に関して得られた情報が，重要な意味をもってくる．したがって，成人に対する20～25％エネルギーという指標が絶対的あるいは普遍的なものとなりうるのかどうか，今後の検討を待つ部分が多い．

　脂質の摂取推奨量の意味合いを理解するために，図1-2を参照さ

表1-3　日本人の脂質摂取基準（成人）

総脂質（目標量）（％エネルギー）	20～25
飽和脂肪酸：目標量（％エネルギー）	4.5～7.0
n-6系脂肪酸：目安量（g/日）	10～11
：目標量（％エネルギー）	<10
n-3系脂肪酸：目標量（g/日）	>2.6*

＊：女性では2.2g/日以上．

れたい．一般に，栄養素の適正摂取レベルを中心に，それより多くあるいは少なく摂取した場合のリスク（それぞれ過剰と欠乏のリスク）は徐々に現れ，かつ左右対称なカーブを描くと考えられる（図1-2点線）．しかし脂質の場合には，欠乏のリスクはこの原則に従うが，過剰のリスクはエネルギー比25％を超えると急速に上昇し，30％エネルギーではリスクの程度はかなり高くなると考えられる（図1-2実線）．このようなことからも25％エネルギーは摂取上限と理解し，この値を超えないようにしなければならない．数年前まで日本人の脂質摂取レベルは，平均的にはわずかながら25％エネルギーを超え漸増する状況にあったが，昨今ではいくらか減少傾向を示し，推奨範囲内に落ち着いてきているようである（図1-3参照）．これ以上摂取量が増加しないように留意すべきである．

　このような曖昧さは避けられないが，わが国の脂質目安量は，健康維持の面で世界に誇りうるものであると言って差し支えはないと思われる．

　食事摂取基準（2005年版）では，表1-3に示すように，脂質に関しては目安量と目標量という概念が導入されている．「目安量」(adequate intake) は，「推定平均必要量・推奨量を算定するに十分な科学的根拠が得られない場合に，ある性・年齢階層に属する人々が，良好な栄養状態を維持するのに十分な量」とされ，「目標量」(tentative dietary goal for preventing life-style related diseases) は，「生活習慣

病の一次予防のために現在の日本人が当面の目標とすべき摂取量」である．そして，成人での脂質摂取推奨値は 20～25％エネルギーとされている．策定の基準は前回の場合と必ずしも同じではないが，結果的には同様な値となっていることは，これまでのわが国の推奨値が，健康維持の面で妥当なものであることを支持している．

（2） バランス（質）の問題[4]

どのような脂質を摂取しなければならないのかという「質」の問題は，量の問題よりずっと難しい．それは，現時点ではこの問いに答えうる確固たる証拠がほとんど得られていないからである．

第六次改定では，日本人の脂質摂取量と脂肪酸構成の経年変化を解析し，過去 20 年以上にわたってこれらの値がほぼ一定に保たれていることが確かめられた（図 1-3）．この間，日本人の平均寿命は延び続け，このような脂質摂取状況で，特に健康が損なわれることはなかったと判断された．そして，諸外国での推奨値も参考にして，脂肪酸摂取比率の推奨値が策定された．すなわち，日本人は長年にわたって動物：植物：魚類を 4：5：1 の割合で脂質を摂取してきており，その結果，脂肪酸の構成比は飽和脂肪酸：モノ不飽和脂肪酸：多価不飽和脂肪酸は 3：4：3 であり，$P/S=1$，$n\text{-}6/n\text{-}3=$約 4 となっている．目安量ではこれらの値が推奨されている．

つまり，現時点での平均的摂取バランスがそのまま目安量に組み込まれているので，わが国の場合，実践性の高いものになっている．これに対して，欧米諸国では $n\text{-}6/n\text{-}3=4\sim10$ を推奨する例もあるが，例えば米国での実情は，この範囲内収まりそうにもなく，この比は少なくとも 10 を上回るとみなされている（30 という値も出されている）ことから，非常に現実味の薄い値である（表 1-23 参照）．究極的には，健康維持に対する $n\text{-}6/n\text{-}3$ 比の適正値は不明であることも含めて，諸外国の最近の目安量では，$n\text{-}6/n\text{-}3$ 比についてはほとん

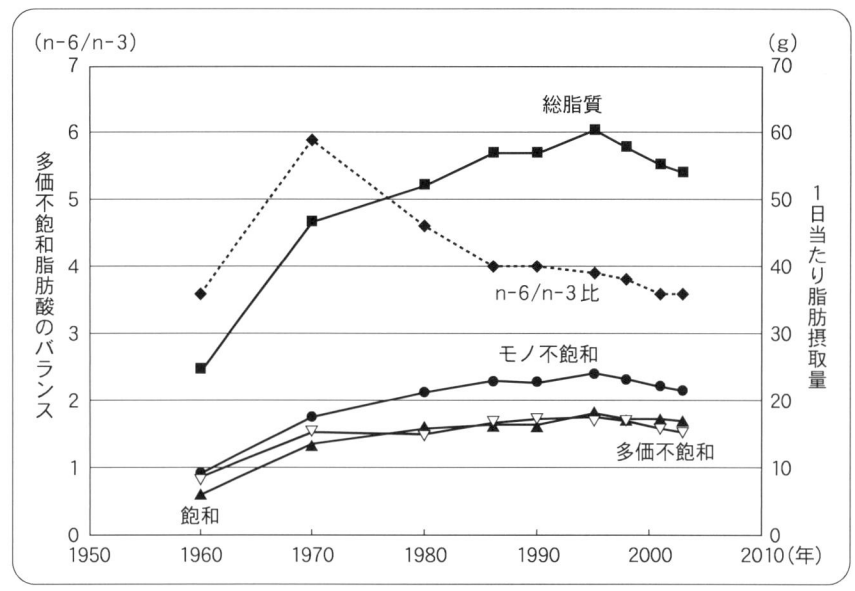

図1-3　日本人の脂質摂取状況の経年変化

(国民栄養調査より)

ど推奨値を示さなくなっているのも，このような事情からであろう．わが国でも食事摂取基準（2005年版）ではこの比は明示されていない．しかし，n-6系およびn-3系脂肪酸についての推奨量から概算すると，これまでの推奨値と同等であると推察される．

　多価不飽和脂肪酸の摂取に関しては，これまでn-6系ではリノール酸，n-3系ではα-リノレン酸を中心に考えられてきたが，それにはこれらの多価不飽和脂肪酸の代謝系が比較的スムーズに進行するとの前提があった．最近，リノール酸のアラキドン酸への転換，α-リノレン酸のEPAやDHAへの転換には多くの影響因子があり，通常効率的には進まないことが明らかにされ，特に，乳幼児や高齢者，あるいは疾患時では進行しにくいことが知られてきて，特にn-3系の多価不飽和脂肪酸については，代謝産物の摂取量を明記する

表1-4 リノール酸摂取量の削減および油脂食品の表示改善を進める提言

提言1	日本人のリノール酸摂取量を減らす栄養指導を進める 現在の日本人のn-3系脂肪酸［α-リノレン酸とEPA＋DHAが同程度］が保たれていることを前提とする
提言2	育児用粉ミルクの必須脂肪酸含量を母乳のレベルに近づける．最近の母乳のリノール酸含量は総脂肪酸中の約13％（日本），9％（ドイツ），8％（オーストラリア，スウェーデン）
提言3	原料名としての食用油脂の表示を，現在の一括表示（植物油脂，動物油脂，加工油脂など）から油種名を表す食品名（大豆油，高オレイン酸紅花油，大豆硬化油など）の表示とする
提言4	油脂含量が50重量％を超える食品については，n-6系とn-3系の含量を表示する

(日本脂質栄養学会，2003)

ようになってきている[1,7-12]．すなわち，EPA＋DHAをエネルギー比で0.1～0.2％程度摂取することが奨められてきている．n-6系でも，アラキドン酸の食事必須性がしだいに明らかにされてきており，n-3系と同様に考慮する必要がある（後述）．

3 脂質所要量を巡る海外での状況[7-14]

これまで述べてきたように，脂質目安量の策定にまつわる科学的証拠の不足に伴う状況証拠的な判断のため，脂質の適正摂取については議論が多い．本来，脂質の適正摂取量を巡る問題は，脂質のとりすぎ状態にある欧米諸国でこそ問題となるべきものである．最近ようやく議論が重ねられるようになってきたとはいえ，わが国の実情にそぐわない点が多い．

わが国では，日本脂質栄養学会を中心に，リノール酸摂取量をできるだけ少なくすることが奨められているが，大きな論議とはなっていない．表1-4に同学会の提言を示しているが，この提言では従

来主張されていたようなラジカルな数値は示されていないため、注目度が低くなっているようである。しかし、この判断の背景にあるISSFAL (International Society for the Study of Fatty Acids and Lipids)の最近の推奨では、リノール酸の適正摂取量（adequate intake）は2％エネルギーとしている[14]。さらに、α-リノレン酸の健康的な摂取量（healthy intake）は0.7％エネルギー、冠動脈を健康に保つEPA＋DHAの最少摂取量（minimum intake）は1日当たり500 mgとしている。ただし、リノール酸の許容摂取上限量は、データ不足のため決められないと述べている。ISSFALでは、これまでn-6/n-3比を疾病の種類に応じて1:1～4:1とすべきであると推奨してきており、上記の数値はその流れのなかにあるわけであり、疾病改善のための推奨値という色合いを考慮すべきである[9]。先に述べたように、リノール酸の摂取量をこのような低いレベルに保つためには、脂質摂取量を極端に低減させるか、あるいは他の脂肪酸、おそらくはオレイン酸で補わなければならないが、いずれの対応も現実味は非常に低いであろう。

最近、心疾患の予防という観点から、米国人でも実行可能な値としてn-6/n-3比6:1が推奨されている（表1-5）[10]。しかしこの場合にも、比率よりも必須脂肪酸摂取量が過剰とならないことが、基本的に大切であることが強調されている。ただ、この推奨値がはたして米国人でも実行できるかどうかについては、先述した現状値よりかなり低いため、問題がありそうである[15]。最近の米国人を対象とした疫学調査によると、n-6系多価不飽和脂肪酸の摂取量の如何を問わず、n-3系多価不飽和脂肪酸は動物起源のみならず、植物起源のものも心疾患のリスクを低下させることが報告されている[16]（表1-6）。つまり、n-6/n-3比よりもn-3系多価不飽和脂肪酸の摂取量そのものが重要であることが強調されている。

米国のNational Academy of Sciencesは、2002年に"Dietary

表1-5 食事のn-6/n-3比と心臓血管の健康

ほとんどの健常成人にとって適正で達成できる摂取量	
リノール酸	～6％エネルギー
α-リノレン酸	0.75％エネルギー
EPA+DHA	0.25％エネルギー
n-6/n-3比	～6：1

心血管系への利益に影響する生涯にわたる食習慣の観点からは，n-6/n-3比よりも必須脂肪酸の摂取絶対量を考慮すべきである。
(Wijendran V, Hayes KC：Dietary n-6 and n-3 fatty acid balance and cardiovascular health. *Annu Rev Nutr* **24**：597-615, 2004)

表1-6 冠動脈性心疾患のリスクに対するn-6/n-3比

> 魚介類および植物起源のn-3系多価不飽和脂肪酸は，n-6系多価不飽和脂肪酸の摂取量にかかわらず，心臓病のリスクを軽減する。海産食品由来のn-3系多価不飽和脂肪酸の摂取が少ないときには，植物由来のn-3多価不飽和脂肪酸が心臓病のリスクを軽減するので，特に油の多い魚の摂取量が少ない人では意義があろう。つまり，n-6/n-3比よりも，n-3系脂肪酸の摂取量が決め手である。

この考え方は，欧米人に対するものであり，n-6およびn-3系多価不飽和脂肪酸の摂取中央値は，それぞれ11.2および0.25g/日である。
(Mozaffarian D, Ascherio A, Hu FB, Stampfer MJ, Willett WC, Siscovick DS, Rimm EB：Interplay between different polyunsaturated fatty acids and risk of coronary heart disease in men. *Circulation* **111**：157-164, 2005)

Reference Intakes（DRI，食事摂取基準）"に関する情報を公表し，そのなかで脂質については表1-7に示すような推奨を行っている[11,12]。この推奨は，ある意味では脂質栄養にかかわる科学的現状を素直に受け止めたものであると言えよう。適正摂取量が明示されているのは，n-6系およびn-3系多価不飽和脂肪酸だけであり，後者についてはEPA+DHAの摂取量についても記載されている。総脂肪，飽和脂肪酸およびモノ不飽和脂肪酸については，科学的証拠が十分ではないので，適正摂取量，推奨摂取量（recommended dietary

表1-7 米国の推奨の基本的な考え方

- 総脂肪，飽和脂肪酸およびモノ不飽和脂肪酸
  AI，RDA，UL は設定しない
- n-6系およびn-3系多価不飽和脂肪酸のみ AI 設定：
  n-6系：男性 17 g/日，女性 12 g/日．UL 設定せず決める根拠不十分
  n-3系：男性 1.6 g/日，女性 1.1 g/日
  EPA＋DHA が 10％を占めること
- n-6/n-3比：諸説があるが，結論できない
- トランス酸：必須でもなく健康効果もない．摂取はできるだけ少なくする

AI：適正摂取量，RDA：推奨摂取量，UL：許容摂取上限値
(Institute of Medicine of the National Academies : Dietary Reference Intakes for Energy, Carbohydrate, Fiber, Fat, Fatty Acids, Cholesterol, Protein, and Amino Acids. National Academies Press, Washington DC, pp. 422-541, 2005)

allowance），許容摂取上限値（tolerable upper limit）は設定しないと述べている．特にモノ不飽和脂肪酸については，体内で合成され，明確な健康効果は知られておらず，摂取を奨める根拠はないと言っている点は，わが国でのある意味では熱狂的なモノエン酸支持姿勢を顧みると，注目すべき点であろう．さらに，n-6/n-3比についても，結論できる状況ではないとの理由で明示していない．ただし，トランス酸に関しては，摂取はできるだけ少なくすることを奨めている．しかしながら，このような推奨では，どのような脂質を摂取すればよいのか判断に迷うことになる．そこで，"Acceptable Macronutrient Distribution Ranges（わが国の食事摂取基準の「目標量」に相当する指標）"という概念のもとに，基本的な摂取基準を示している（表1-8）．この推奨は，総脂肪および必須脂肪酸摂取量に関しかなり広い幅をもっていて，対応しやすくなっている．この推奨値から，n-6/n-3比は 5〜10 前後になると試算される．なお，米国では 2005 年に，表1-8 に示した考え方に立脚した新しい DRI が発表されて

表1-8　米国での推奨（Acceptable Macronutrient Distribution Ranges*）

1．総脂肪：20～35％エネルギー
2．リノール酸：5～10％エネルギー 　（AI：5％エネルギー）
3．α-リノレン酸：0.6～1.2％エネルギー

＊必須栄養素の摂取が適当であり，慢性疾患のリスクを低減できる特定のエネルギー源の摂取範囲．

(Institute of Medicine of the National Academies : Dietary Reference Intakes for Energy, Carbohydrate, Fiber, Fat, Fatty Acids, Cholesterol, Protein, and Amino Acids. National Academies Press, Washington DC, pp. 422-541, 2005)

いる[11]．

　わが国におけるオレイン酸に代表されるモノエン酸に対する期待は，異常すぎるようである．米国の推奨からも明らかなように，この脂肪酸の効用は必ずしも確定したものではないのである．確かにオレイン酸はリノール酸より酸化されにくく，安定性は高い．しかし，血清コレステロール濃度に対する食事脂肪の影響についての多くの実験的予測式が示すように，血清コレステロール濃度低下効果はリノール酸よりかなり低いことは明らかである．米国の研究で，オレイン酸が降コレステロール作用を示し，しかもリノール酸で観察されることがある善玉のHDL-コレステロール濃度低下作用は観察されないことが報告されている．しかし，相対的にリノール酸の摂取量が多く，飽和脂肪酸の摂取量が少ないわが国においては，オレイン酸の明確な血清コレステロール低下作用は確認されていない[1,4]．オレイン酸が万能の脂肪酸であると騒がれ始めると，業界は食用油を高リノール酸タイプから高オレイン酸タイプへと切り替えるなど，変わり身の早さを示したが，いささか先走りの感は否めない．このような背景から，食事摂取基準(2005年版)では，モノ不飽

和脂肪酸については「ヒトでのリスクがほとんど報告されていないため，目標量は設定しなかった」とされている．

このように，わが国と比べ脂質摂取量がかなり多く，かつ構成脂肪酸の割合も大きく異なる米国を中心に，脂質の適正摂取量について関心が高まってきている．しかし，科学的証拠を重視して，健常者と疾患のある者とを区別して対応することの必要性は言を待たない．

4 生活習慣病と脂質

高エネルギー価であるがゆえに，脂質は肥満と直結して考えられてきている栄養素である．同じエネルギー摂取量であるなら，精製された糖質（炭水化物）のほうが，より体脂肪へ転換されやすいにもかかわらず，脂質への偏見は相当に根深い．米国での精製炭水化物摂取量と肥満者の割合の経年変化（増加）との関係をみると，この点は明確である[17]．国民栄養調査によると，わが国でも，中年男性の過去20年間の摂取エネルギー量や脂質エネルギー量はほとんど変化していないのに，肥満者の割合は漸増していることが示され，脂質摂取量以外の因子の関与がむしろ大きいことが示唆されている．おそらくは，運動不足はそのうちの最も大きい要因であろう．

最近，世界の代表的脂質栄養学者による声明の改訂版，"Dietary Fat Consensus Statements：2002"が提案され，代表的な生活習慣病と脂質摂取との関連性について報告されている[18]．まず「脂質と肥満」との関係についてみると，表1-9に示すように，食事脂肪と肥満との間に強い相関を見出すことはできないと判断されている．そもそも，ヒトは他の霊長類と比較して，体内に脂肪を蓄積できるという大きな特徴をもっているといわれる[19,20]．多量の脂質を含む大きい脳，脂肪豊かな大きい乳房と殿部を見れば，このことは一目瞭

表1-9　Dietary Fat Consensus Statements 2002：肥満

1．肥満は原則的にはエネルギーバランスの乱れから起こる
2．肥満は糖尿病，心疾患，高血圧，高脂血症，癌などの多くの疾病のリスクを高める
3．肥満は先進国・発展途上国のいずれにおいても普遍的で増加している健康問題である
4．住民研究でのデータは限られているが，食事脂肪と肥満との間に強い相関は証明されていない
5．肥満はエネルギーの摂取を調節し，健康な食事と規則的な身体活動によって消費を調節することにより予防できる
6．地中海型食事は，低脂肪食ではないが，その多様さと美味しさから，カロリーを制御すれば肥満の予防と改善に有用であろう

(Dietary fat consensus statements : *Am J Med* **113** (9 B) : 5 S-8 S, 2002)

然であろう．にもかかわらず，わが国では20歳代女性にみられるように極端な「やせ」が多く，霊長類の長であるヒトにだけ与えられた貴重な特質を放棄しているのはなぜであろうか．肥満は確かに，メタボリックシンドロームの原因として万病のもとになる可能性が大きいが，青年期の極端な「やせ」は将来の健康に重大な支障をきたすことは，骨粗鬆症の例をみるまでもなく疑う余地はない．おそらく，エネルギーだけでなく必須栄養素の摂取量も不足していることであろう．高エネルギーゆえに，油脂が嫌われるというような単純な問題ではない．日本人の場合にも中年男性では，少なくとも脂質摂取量と肥満とは結びつかないことを先に書いたが，脂質蔑視の習慣は改めるべきであろう．

　前記のコンセンサスでは，心臓病については表1-10に示すように，これまでの推奨と同じコンセプトで書かれているが，特徴的なのは「魚の摂取」を奨めていることである．この点に関しては，具体的な指針も提示されている（表1-11）[21]．先述したn-3系多価不飽和脂肪酸の心疾患リスク低下効果からも，このことが支持される[16]．いずれにしても，平均的日本人にとっては魚介類の摂取は日常的に

表1-10　Dietary Fat Consensus Statements 2002：心臓病

> 1．飽和脂肪と部分水素添加油脂を実質的に減少すること
> 2．飽和脂肪を不飽和脂肪で置き換えること
> 3．魚の摂取
> 4．野菜，果物および全粒穀物の摂取を増すこと

(Dietary fat consensus statements：*Am J Med* 113（9 B）：5 S-8 S, 2002)

表1-11　米国での n-3 脂肪酸摂取推奨のまとめ

対象者	推　奨
心疾患がない患者	種々の魚（できれば油の多い魚）を毎週少なくとも2回食べる．α-リノレン酸に富む油や食品を含める（亜麻仁種子・ナタネ・および大豆油，亜麻種子，クルミ）
心疾患患者	1日当たり1gのEPA＋DHAをできれば油の多い魚からとる．EPA＋DHA サプリメントは医師と相談してとる
トリグリセリド低下が必要な患者	1日当たり2～4gのEPA＋DHAをカプセルとして医師の指示のもとにとる

(Kushi L, Giovannucci E：Dietary fat and cancer. *Am J Med* 113（9 B）：63 S-70 S, 2002)

経験してきている．ようやく日本人の食生活の特徴が認識されてきたと感じるところであるが，わが国でも若者の魚介類摂取はとみに減少してきており，他人事ではすまされなくなってきている現実がある．一方では，「魚を食べると頭がよくなる」（アインシュタインフーズ？）といった短絡的思考が浸透しているのも事実であり，何とも皮肉なものである．

　食事脂肪と癌に関しても，再考する必要がある．図1-4に示すように，実験動物における化学発癌剤による乳癌発癌試験では，飼料中のリノール酸（n-6系）含量が高くなるほど発癌は促進され，n-3系脂肪酸を含む油脂の摂取は，逆に発症を抑えることが繰り返し観

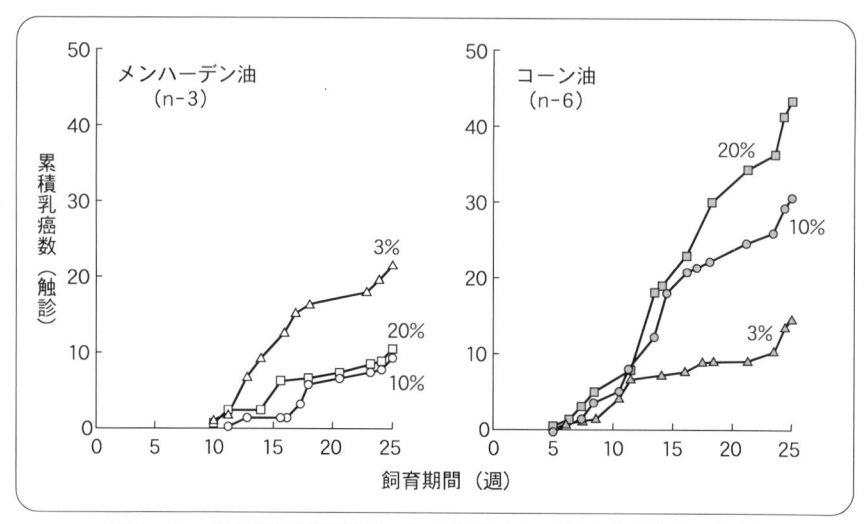

図1-4　化学発癌剤誘発ラット乳癌発症に及ぼす食餌脂肪の影響
(Carroll KK, Braden LM, Bell JA, Kalamegham R : Fat and cancer. *Cancer* 58 : 1818-1825, 1986)

察されてきている．同様な応答は結腸癌でも確認されている．これらのことから，リノール酸は発癌に関しては危険な脂肪酸であり，その摂取に最大限の注意が必要であると強調されている．増殖盛んな癌細胞では，リノール酸の必要量が多いことは当然のことであろう．ただし，n-3系脂肪酸の抑制効果発現には，飼料中10％という高いレベルが必要であることは（図1-4），あまり議論されていない．ともかく，ヒトを対象とした発癌試験は行えないので，ヒトでの情報は疫学調査の結果に頼らざるをえないが，報告された結果は，動物実験を確認するものばかりではない．米国癌研究所は食事脂肪と種々の癌との関係についての疫学調査の結果，リスク増加の証拠の程度は決して確実度の高いものではなく，すでに1997年に"possible"あるいは"insufficient"程度であることを報告している（表1-12）．決して「確実（convincing）」や「まず確実（probable）」のレベルではない．2002年のコンセンサスの結論は，表1-13に示すと

表1-12 食事脂肪と種々の癌との関係(疫学調査):リスク増加の証拠の程度

食事脂肪	確実 (convincing)	まず確実 (probable)	可能性あり (possible)	不十分 (insufficient)
総脂肪			肺 結腸・直腸 乳腺 前立腺	卵巣 子宮内膜
飽和/動物脂肪			肺 結腸・直腸 乳腺 子宮内膜 前立腺	卵巣
モノ不飽和脂肪			乳腺	
多価不飽和脂肪			乳腺	
コレステロール			乳腺 肺 肝臓	

(American Institute for Cancer Research, Food, Nutrition and Prevention of Cancer : A Global Perspective, pp. 1-670, American Instute for Cancer Research, Washington DC, 1997)

表1-13 Dietary Fat Consensus Statements 2002:癌

結腸癌
 1. 総脂肪はおそらく関係しない
 2. 赤身の肉とリスクの増加との間には相関はない
乳癌
 1. エネルギー比で20~40%の範囲での総脂肪は関係しない
 2. モノ不飽和脂肪とオリーブ油はリスクを低減するようである
前立腺癌
 1. 赤身の肉の摂取と前立腺癌のリスクの間には相関がありそうである

(Dietary fat consensus statements : *Am J Med* **113** (9 B):5 S-8 S, 2002)

おりであり，結腸癌，乳癌とも食事脂肪との直接的関係は支持されていない[13,22,23]．このように，動物実験の成績の鵜呑みがいかに問題をはらんでいるのを，改めて認識しなければならない．もちろん，動物実験の重要性は言を待たないが，問題となるのは動物実験の結果を深く考慮することもなく，そのままヒトに当てはめようとする日和見主義が跋扈していることである．

5 再び「リノール酸は悪者か」[24]

脂質栄養に関し，一方的な判断を避けるために，リノール酸を巡るジレンマについて少し説明を加えておきたい（図1-5）．必須脂肪酸であるリノール酸は，ある決まった量を毎日摂取する必要がある．通常，脂質成分は体内に十分量蓄積されているので，数日くらい不足しても特に問題はないと考えがちである．しかし，体内での必須脂肪酸の代謝は比較的早く，案外不足が起こりやすいのである．ラットでの実験では，必須脂肪酸欠乏食を与えると，欠乏症状は出な

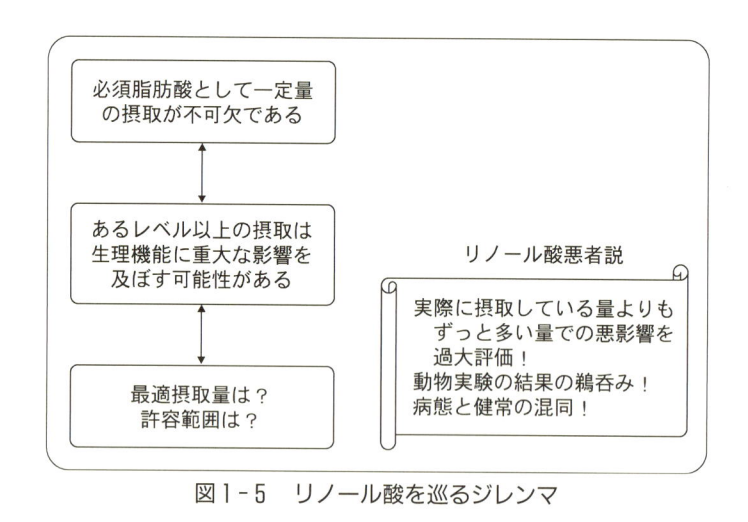

図1-5 リノール酸を巡るジレンマ

いが，肝臓ミトコンドリアでは数日中に欠乏の指標となる「エイコサトリエン酸」($20:3n\text{-}9$)の蓄積が起こることが認められているので，継続して摂取する必要ある．

一方，あるレベル以上のリノール酸の摂取は生理機能に重大な影響を及ぼす可能性がある．例えば，脂質過酸化障害，プロスタグランジンの過剰生産，HDL-コレステロールの低下，癌細胞の増殖促進，胆石形成の促進，細胞の老化などが指摘されている．しかし，これらのうちヒトで確認されているのは，胆石形成に関する1例の報告を除けば，HDL-コレステロールの低下だけである．これはエネルギー比で12％以上という非現実的な，特別の治療などに際して遭遇する多量のリノール酸を摂取した場合に観察される現象である．新しい食事摂取基準において，n-6系脂肪酸（事実上リノール酸）の摂取量をエネルギー比で10％未満にすることを奨めているのも，当然のことである．

ともかく，リノール酸の「最適摂取量」と「許容摂取範囲」についての情報を知りたいが，現時点では納得いく情報はない．先述のように，リノール酸の摂取を抑えることを推奨しているISSFALでも，また米国の最近の推奨でも，「許容摂取上限量」は決められないと述べている．

結局，リノール酸悪者説は，実際に摂取している量よりもずっと多い量でのハザードの過大評価，動物実験の結果の鵜呑み，そして病態と健常の混同などによって生じているようである．加えて，EPA，DHAの素晴らしい生理機能が明らかにされてきたことが，逆説的にリノール酸悪者説に輪をかける結果となっているように思われる．確かに，これらn-3系多価不飽和脂肪酸には，冠動脈疾患の改善をはじめとする多くの健康効果があることは疑いない．しかし，わが国で一般消費者の最も関心を集めていることは，「魚を食べると頭がよくなる」という考えである．動物実験では，n-3系多価不飽

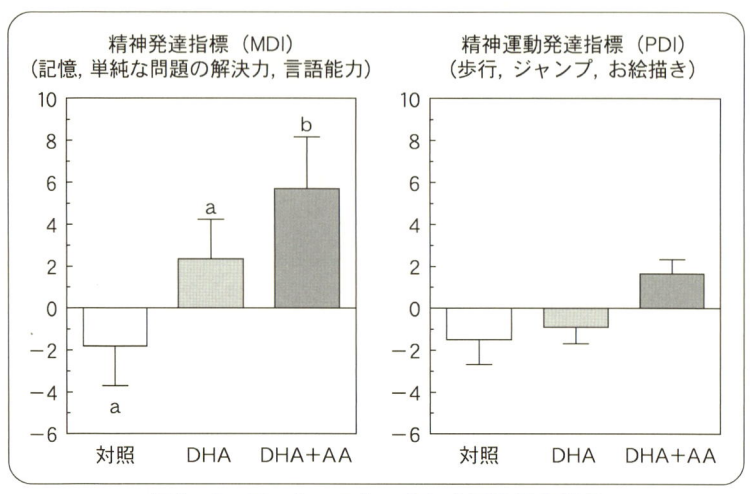

図1-6 Bayley スケールによる乳児の発育
調整乳に DHA 0.35％あるいは DHA 0.36％＋AA 0.72％添加．
生後5日以内の乳児に17週齢まで投与．平均値±SE.
異なった文字間で有意差あり．
(Birch EE, Garfield S, Hoffman RR, Birch DG : A randomized controlled trial of early dietary supply of long-chain polyunsaturated fatty acids and mental development in term infants. *Develop Med Child Neurol* **42** : 174-181, 2000)

和脂肪酸の学習能改善効果を繰り返し証明しているが，ヒトではまったく不明である．未熟児の網膜機能改善に対する DHA の有効性は確かであるが，魚油を摂取しても頭がよくなるようなことは知られていない．もしヒトでも魚油が頭をよくするならば，DHA 無添加粉乳で育てられた世代の人々は脳機能に問題があるということにもなりかねない．なぜなら，育児用粉乳に DHA が添加されたのは比較的最近のことであるからである．しかし現実には，そのようなことはまったくない．

　最近の報告では，図1-6に示すように，乳児の精神発達には DHA だけでなく，n-6系のアラキドン酸(AA)もまた必要であることが知られてきている[25]．脳リン脂質中で，アラキドン酸は DHA に

表1-14 アラキドン酸の機能

1．生体膜リン脂質の主要構成成分
2．各種エイコサノイドの基質
3．神経作用物質アナンダミドとしての作用
4．脂質代謝改善（脂肪肝予防など）
5．脳の発育・機能維持（胎児・乳幼児，認知症防止，睡眠障害・うつ症状改善）
6．胃粘膜保護・皮膚疥癬治癒
7．その他

次いで多く含まれている脂肪酸であり，その必須性は当然のことであろう．なお，アラキドン酸を多く含む食品は事実上なく，これまでは摂食実験を行うことは不可能であったが，最近，微生物による生産が可能となり，新しい機能性が明らかにされてきている．表1-14にアラキドン酸の機能をまとめているが，特に脳機能に関する知見は興味がある．今後さらに新しい情報が提供されてくることであろう．

日本人の食事脂肪酸と脳卒中リスクに関する疫学調査によると，血清中のリノール酸レベルが高い，すなわちリノール酸摂取量が多いと血圧が下がり，血小板凝集が抑えられ，赤血球の変形能が高められることによって，虚血性脳卒中が防げることが示されている[26]．このような効用は，n-3系多価不飽和脂肪酸でも観察されており，両系列の脂肪酸をバランスよく摂取することの大切さがここでも読み取れよう．

6 食用油脂を巡る最近の話題

食用油脂には「安定性」「栄養」そして「機能性」の3つの条件が求められる（図1-7）．この条件をもとに，油脂に求められる要件を検討してみると，表1-15のようにまとめられよう．高安定性の油脂

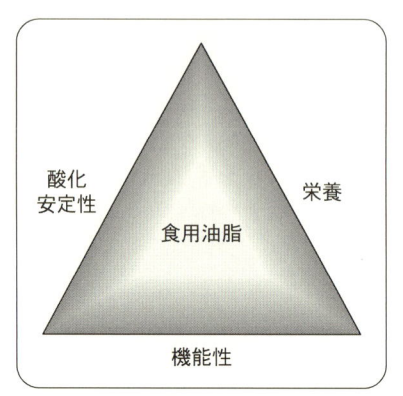

図1-7　食用油脂の品質トライアングル

表1-15　いま油脂に求められているもの

1．高安定性油脂（酸化・熱安定性）＝過酸化病対策 　　　抗酸化剤の利用，脂肪酸組成改変 　　　物理的安定性（構造特異性） 2．健康油脂＝生活習慣病対策 　　　低カロリー・体脂肪低減油脂（構造脂質，DAG，MCT） 　　　脂肪酸のバランス，特殊な脂肪酸 　　　トランス酸フリー 　　　共存機能性成分（植物ステロール，トコトリエノールなど） 3．美味しい油脂＝食生活の満足度 　　　グリセリド構造，微量成分，加熱臭が発生しにくい油 4．安価な油脂＝経済性 　　　代用油脂・合成油脂 5．低アレルゲン性（遺伝子組み換え）

DAG：ジアシルグリセロール，MCT：中鎖脂肪酸を含むトリアシルグリセロール

　の必要性は単に油脂の品質にかかわるだけでなく，多くの生活習慣病に脂質過酸化反応がからんでいることからも理解できよう．動脈硬化，癌はもとより，糖尿病，高血圧，免疫不全，老化促進，アルツハイマー型認知症などに脂質過酸化が原因となったり，あるいは

表1-16　フライ油に求められる脂肪酸組成

1．飽和脂肪酸および多価不飽和脂肪酸含量が低いこと（15％以下）
2．α-リノレン酸がほとんど含まれていないこと（1.5％以下）
3．モノエン酸に富むこと（75％以上）
4．トランス酸が事実上ゼロであること

(Kochhar SP : *INFORM* **11** : 642-647, 2000)

病態増悪化にかかわっているので，酸化安定性の高い油脂の供給は必須要件となっている．

健康的な油脂としては，まず低カロリー油脂（Olestra®，SALATRIM®，Caprenin®など）がある．わが国では体脂肪蓄積抑止，血清コレステロール低下促進などの機能性を付与した油脂が特定保健用食品として認可され，市販されている．トランス酸を含まない油脂に関しては後述する．油脂には，脂肪酸以外の種々の成分が含まれており，トコフェロール，トコトリエノール，植物ステロール，植物スタノール，γ-オリザノールなどの機能性成分が，そのまま，あるいは油脂に溶解した形で，生活習慣病の予防効果の目的で利用されている．そのほか，n-6/n-3 比を4程度に調製した油脂や，オレイン酸を多く含み酸化安定性を高めた油脂なども市販されている．

油脂は食品の美味しさにかかわる成分であり，かつ高温加熱が可能な調理特性をも備えていることから，「美味しい油脂」についても考慮する必要がある．加熱臭が発生しにくい油などは，酸化安定性ともからんで重要な点である．その他，安価な油脂として，いわゆる代用脂（チョコレートなど）はすでに実用化されている．低アレルゲン性に関しては，後で説明する．

表1-16にフライ油として求められる脂肪酸組成についてまとめている．この表からわかるように，フライ油としては「酸化安定性＝

経済性」を主眼として，栄養・生理効果は軽視された脂肪酸組成のものが奨められている．この点についてはかなり高度な判断基準が必要であろうが，消費者は単純に安定性，経済性がもたらす効果を高く評価するきらいがある．

(1) トランス酸[27,28]

　トランス酸は，トランス二重結合をもつ不飽和脂肪酸の総称であるが，摂取量という観点からは，植物油（時に魚油）の部分水素添加に際して生成するトランス酸が問題となる（表1-17）．量的に最も多いのは植物油の部分水添物（マーガリン，ショートニング）に含まれる炭素数18，トランス結合1個の脂肪酸（t-18：1）であり，総脂肪酸中50％にも及ぶものもある．そのほか，生理活性はモノエン型より強いとみなされる t-18：2，t-18：3 も含まれるが，魚油水添物中に存在する t-20：1，t-22：1 とともに，摂取量の点からは少量成分であり，特に問題視することもないであろう．一方，反芻動物の体脂肪や乳脂肪には t-18：1型のトランス酸が総脂肪酸の約5％程度存在する．これは，反芻胃内の微生物による生物水素添加によって生成したものであり，トランス結合の位置が決まっていて，ほとんど

表1-17　トランス酸の種類と健康への影響

1. 存在	2. 健康への影響
部分水素添加油脂 　（主成分：t-18：1型，広い二重結合分布）	血清コレステロール濃度上昇作用・動脈硬化 各種の癌との関係？
反芻動物体脂・乳脂 　（主成分：t-18：1型，主体は vaccenic acid）	乳幼児，高齢者での多価不飽和脂肪酸代謝への干渉
精製食用油脂 　（主成分：ジエン型）	その他の疾病（胆石症，認知能力など）への影響
共役リノール酸（除外）	

がバクセン酸（11 t-18：1）である．化学的水素添加の場合には，トランス結合は6～14位に広く分布している．これに加えて，食用植物油中にも2％程度のトランス酸（主としてジエン型トランス酸）が含まれている．これは脱臭工程中に生成されたものである．なお，反芻動物の脂肪中には，共役リノール酸と呼ばれるリノール酸のシス-トランス異性体が少量成分として含まれているが，食品中のトランス酸を論ずる場合には，通常含めないことになっている．

トランス酸が問題となるのは，それが健康障害作用を示す可能性があるからである．最もよく知られた作用は，血清コレステロール濃度への影響であり，トランス酸は悪玉のLDL-コレステロールを上昇させるだけでなく，善玉のHDL-コレステロールを低下させるという，飽和脂肪酸より悪い影響を及ぼす性質が知られている．疫学調査では，トランス酸の摂取量と動脈硬化・心疾患の発症との間に，正相関を認めたものもある．さらに，トランス酸は種々の癌の発症と関連する可能性が疫学調査を中心に報告されている．しかしながら，おそらく問題となるのは，乳幼児や高齢者でのリノール酸のアラキドン酸への代謝あるいは α-リノレン酸のEPA，DHAへの代謝，ひいてはエイコサノイド産生に干渉する可能性がある点であろう．いずれにしても，どの程度の摂取が問題となるのか，今後の確認研究が必要である．

主として血清コレステロール濃度への悪影響のため，トランス酸は非健康的であるとの考えが広がっており，特に摂取量が多い欧米諸国では，トランス酸含量が多い食品については，表示が義務化されてきている（表1-18）[29]．米国での表示義務化策定（2006年1月1日より実施）の影響であろうが，何事につけても米国追従型のわが国においても関心は高まり，国の食品安全委員会でもこの問題を検討する運びとなっている．2005年版の食事摂取基準では，トランス酸は特に取り上げられていないが，それはトランス酸の摂取量について

表1-18 米国FDAの規制（2003.7.9公布）

Nutrition Facts	
Serving Size 1 cup（228 g）	
Amount Per Serving	
Calories 250　Calories from Fat 110	
	% Daily Value*
Total Fat 12 g	18 %
Saturated Fat 3 g	15 %
Trans Fat 1.5 g	
Cholesterol 30 mg	10 %
Sodium 470 mg	20 %
Total Carbohydrate 31 g	10 %
Dietary Fiber 0 g	0 %
Sugar 5 g	
Protein 5 g	
＊トランス酸の推奨摂取量は不明であるので，Daily Value は示さない	

米国では2006年1月1日より食品の栄養表示にトランス酸含量の表示を義務化（デンマークは2003年6月より規制実施，総脂肪酸の2％以下）．
1回の摂取でトランス脂肪0.5 g以上含まれるような製品では表示義務化．
0.5 g以下は「ゼロ」．

　十分なデータがなく，かつ食品成分表にトランス酸含量が示されていないことを反映している．

　確かに，トランス酸は血清コレステロール濃度に対し好ましくない影響を及ぼすが，それは摂取量依存性であり，図1-8に示すように，エネルギー比で2％以下のトランス酸摂取量では，血清コレステロール濃度の変化は無視できる範囲である（最近，Hunter はトランス酸に関するシンポジウムで，LDL-コレステロールは4％エネルギー程度，HDL-コレステロールは5～6％エネルギーまでのトランス酸摂取量では有意な増減はないと述べている）[30]．日本人の現時点での平均的トランス酸摂取量はエネルギー比で1％程度（1.56 g/日，0.7％エネ

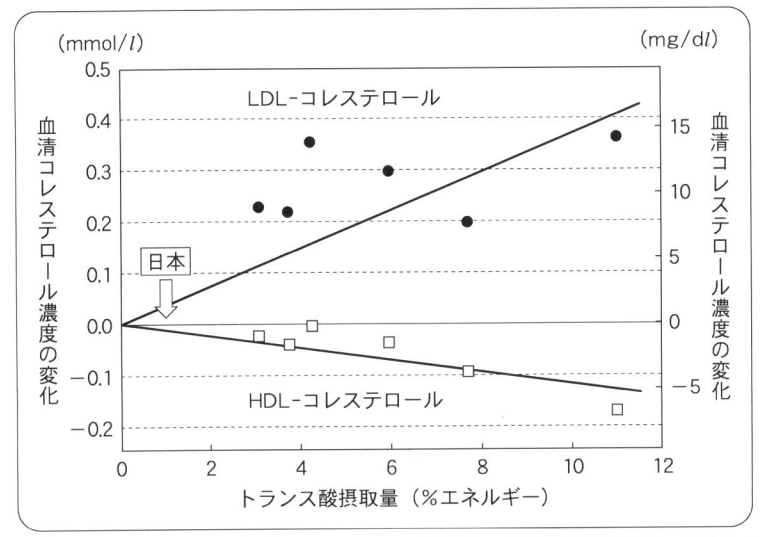

図1-8 トランス酸の血清コレステロール濃度への影響は摂取量に依存する
　　　⇩は日本人の平均的トランス酸摂取量を示す．
(Zock PL, Katan MB : *Trans* fatty acid, lipoproteins, and coronary risk. *Can J Physiol Pharmacol* **75** : 211-216, 1997)

ギー)と見積もられており，トランス酸の影響はまったく無視できる量である．加えて，トランス酸の影響は同時に摂取するリノール酸の量に依存しており，リノール酸の摂取量が多いと，トランス酸の血清コレステロール濃度への影響は打ち消されることを理解しておくべきである．日本人の場合，トランス酸に比較してリノール酸の摂取量はかなり多く，この点からもトランス酸の影響は事実上無視できる．食品安全委員会はトランス酸に関するファクトシートの中で，「諸外国と比較して日本人のトランス脂肪酸の摂取量が少ない食生活からみて，トランス脂肪酸の摂取による健康への影響は小さいと考えられます」と述べている．もし問題となるとすれば，トランス酸を多く含む油脂が使われたケーキ，菓子類やフライ食品を多食し，リノール酸の摂取が少ないような非常に極端な食生活をしてい

る特定の人々だけであろう．

トランス酸については，広く関心を呼んでいる現状から，「低ないしはゼロトランス酸」マーガリンの製造など，業界も積極的に取り組んでいる．

（2） 遺伝子組み換え油脂とアレルギー問題

遺伝子組み換え作物の安全性については何かと騒がしく，わが国ではそのような作物を含む食品には，表示が義務化されていることは周知のとおりである．昨今，生産効率の改善を目標としたいわゆる「第一世代の組み換え作物」にとどまらず，成分組成を改変した「第二世代」の組み換え作物が作出されている．大豆はその代表的なものであり，脂肪酸組成の改変が広く行われてきている．図1-9にそのような改変の例を示している．大豆油は α-リノレン酸に富む健康効果に優れた油脂であり，ナタネ油とともにわが国での低いn-6/n-3比の維持に大いに役立っている食用油である．しかし，α-リノレン酸の存在は酸化安定性を低め，特に大豆油では「戻り臭」を発生しやすく，品質悪化につながる．米国ではサラダ油でも軽度の水素添加を施しており，トランス酸の生成が問題視されている．酸

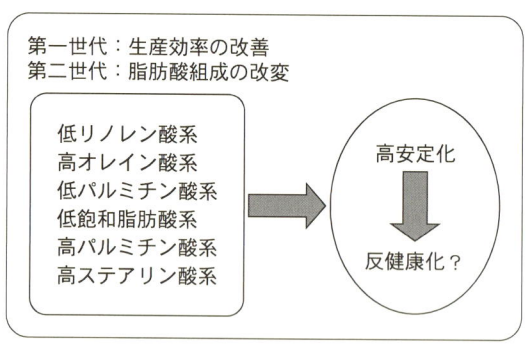

```
第一世代：生産効率の改善
第二世代：脂肪酸組成の改変

 ┌─────────────┐           ╭─────────╮
 │ 低リノレン酸系  │           │ 高安定化 │
 │ 高オレイン酸系  │           │    ↓    │
 │ 低パルミチン酸系 │  ──→    │ 反健康化？│
 │ 低飽和脂肪酸系  │           ╰─────────╯
 │ 高パルミチン酸系 │
 │ 高ステアリン酸系 │
 └─────────────┘
```

図1-9　育種および遺伝子組み換えにより脂肪酸組成を改変した米国産大豆

化安定性向上は，油脂に課せられた使命でもあり，その対策の1つとして，遺伝子組み換えによる脂肪酸組成の改変もなされている．図1-9からもわかるように，安定性を増すことは，ある意味では健康価値を低下させることになる．

　第一世代の遺伝子組み換え大豆では，脂肪酸組成は改変されておらず，かつ食用油脂には事実上たんぱく質は含まれないことから，たとえ組み換え大豆からの油脂であっても表示義務はない（脂肪酸組成を修飾した大豆油は，わが国ではまだ出まわってはいないが，そのような製品には組み換え大豆を使用していることを表示することが義務づけられている）．

　しかし，もし組み換え大豆からのアレルゲン（たんぱく質）が，アレルギー反応を引き起こすような量残存するなら問題である．そこで，実際に食用植物油中に，どの程度のたんぱく質が含まれているのであろうか．図1-10に示すように，ヒマワリ油中のたんぱく質は精製の過程で漸減し，この例では精製された最終製品で$0.22\,\mu g/ml$程度となっている．つまり，たんぱく質は精製過程で完全に除去されるわけではない．この程度の量の残存は問題となるのかどうか．この点に関して，わが国では表1-19に示すような対応が考えられている．つまり，精製された食用植物油といえども，たんぱく質がまったく含まれていないわけではないので，どの程度の量であれば問題ないのかということになる．わが国では，「食品1gあるいは1ml当たり数μg以下」であればアレルギー反応は起こらず，したがって表示する必要もないであろうと判断されている．わが国の食用油脂ではどうであろうか．わが国の油脂精製技術は世界の冠たるものであり，日本食品油脂検査協会での分析結果によると，精製大豆油，精製ラード，精製牛脂，精製魚油中のたんぱく質含量は，$0.08\,\mu g/ml$（0.08 ppm）以下であることが確認されている．つまり，たとえ組み換え大豆を原料としても，アレルギー反応を起こすような

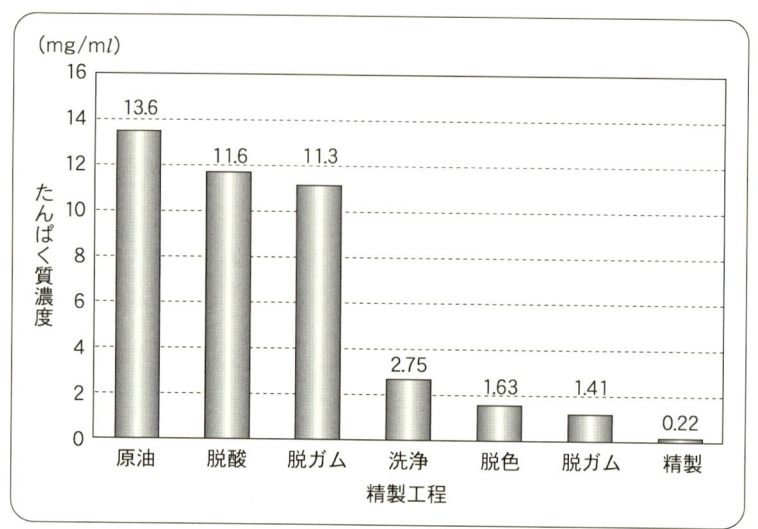

図1-10 食用植物油（ヒマワリ油）の精製工程中におけるアレルゲンたんぱく質の消長

(Zitouni N, Errahali Y, Metche M, Kanny G, Moneret-Vautrin DA, Nicolas JP, Fremont S : Influence of refining steps on trace allergenic protein content in sunflower oil. *J Allergy Clin Immunol* **106** : 962-967, 2000)

グラフデータ（精製工程／たんぱく質濃度 mg/ml）:
- 原油: 13.6
- 脱酸: 11.6
- 脱ガム: 11.3
- 洗浄: 2.75
- 脱色: 1.63
- 脱ガム: 1.41
- 精製: 0.22

表1-19 食用植物油中のアレルゲン：わが国の対応

> アレルギー反応を誘発する抗原（特定たんぱく質）について
>
> ……総たんぱく質量として一般的には1 mg/ml 濃度レベルでは確実に誘発しうるが，μg/ml 濃度レベルではアレルギー誘発には個人差があり，ng/ml 濃度レベルではほぼ誘発しないであろうと考えられる．……
>
> 食品中に含まれる特定原料などの総たんぱく質量が数 μg/ml または数 μg/g に満たない場合は，表示は必ずしも必要としないと考えられる．……

（厚生労働省：2003）

量のたんぱく質は含まれていないことになる．しかし，依然として大豆油の摂取でアレルギーを起こす例があると言われる．

7　おわりに

　日本人の脂質摂取状況が過去20年以上にわたってほぼ一定に保たれているのは，食料自給率がカロリー比で40％程度にすぎず，外国からの食料輸入に頼り切っている現状からすると，日本人の栄養知識の健全さを物語るものであろう(図1-3参照)．摂取状況がそのまま推奨量となっていることが，このことを如実に裏づけている．

　油脂の健康的な食べ方をまとめてみると，表1-20のようになろう．何と言っても，摂取量が最大の影響因子である．どのように素晴らしいバランス(質)の油脂であっても，とりすぎはマイナス効果をもたらす．摂取量が守られて初めてバランスが生かされることを銘記すべきである．そして，科学的に確実に証明されていない事柄に夢中にならないことも大切である．オレイン酸に代表されるモノ不飽和脂肪酸の効果を過大視し，あたかも万能の脂肪酸とみなすのは適切ではない．また，n-3系多価不飽和脂肪酸の効果を過大に評価し，対照的にリノール酸の効果を蔑視することも絶対に避けるべきである．リノール酸は必須脂肪酸として不可欠であることは言うまでもないが，どんなに低く見積もっても，その必要量はn-3系脂肪

表1-20　油脂の健康的な食べ方

> 1．まず摂取量が最大の問題点
> 　　どんなにすばらしい油でも食べすぎはマイナス
> 2．次に，油の質（種類）の問題
> 　　飽和酸と不飽和酸のバランス，n-6/n-3比
> 3．偏見を捨てること
> 　　モノ不飽和酸の過大評価：万能の脂肪酸？
> 　　n-3系脂肪酸の過大評価
> 　　　魚油を食べると頭がよくなる？
> 　　n-6系脂肪酸の蔑視
> 　　　リノール酸は有害？

表1-21　米食は脂肪摂取量を抑える：学校給食の例

食事	エネルギー(kcal)	総脂肪(g)	飽和(g)	一価(g)	多価(g)
米食	625	18.8 (26.9)	7.5 (10.7)	5.8 (8.3)	3.4 (4.9)
パン食	600	22.6 (23.6)	8.4 (12.6)	7.4 (10.9)	4.5 (6.6)

（　）内はエネルギー％値．（大阪府下3市，1995年7月・11月調査）
（原　登久子・美濃　眞：ビタミン **73**：149-153，1999）

酸の必要量よりかなり多いことを理解しておかねばならない．米国の研究によると，n-6系脂肪酸はn-3脂肪酸の抗炎症作用に干渉することはなく，むしろ両者には協同効果があることが示されている[31]．リノール酸の摂取が適正でないと，n-3系脂肪酸の効用もまた期待できないのである．栄養学者はあくまでも慎重で失敗をおそれなければならない．一般市民をモルモット化するような言動は，いたずらに混乱を招くだけでなく，健康を損ない，食の楽しみを奪ってしまうであろう．

　健康な食べ方の切り札として，日本型食生活が喧伝されてから久しい．「粒状の米」を主食とするため，脂質摂取量はパン食ほどには多くはならない．つまり，脂質摂取上最も注意しなければならない量の問題を解決する1つの有効な手段として，日本型食生活は役立つはずである．表1-21から，実際に米食はパン食より脂質摂取量を低下させる，具体性のある対応であることを読み取ることができよう．おそらく，脂質栄養の視点から健康上まず問題になるのは，脂質のとりすぎであろう．摂取量の低減策は図1-11からも理解できるように，「見えない油」の量を減らすことが有効であることは言うまでもない．

　しかしながら，現実には脂質の摂取量やバランスについて食事摂

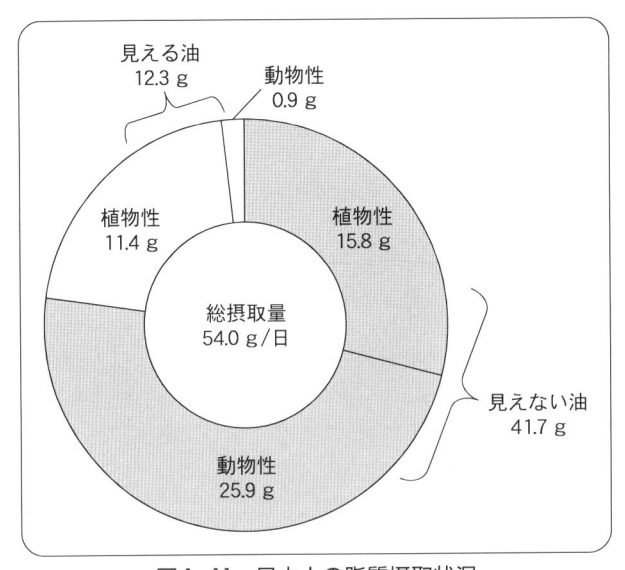

第 1 章　脂質栄養の問題点と対策　35

```
              見える油      動物性
              12.3 g       0.9 g

       植物性              植物性
       11.4 g              15.8 g

              総摂取量
              54.0 g/日              見えない油
                                    41.7 g

              動物性
              25.9 g
```

図 1-11　日本人の脂質摂取状況
（平成 15 年国民栄養調査より）

表 1-22　栄養士養成施設（大学・短大）学生の 1 日当たり脂質摂取状況

脂　　質	横浜 (1988)	広島 (1990)	名古屋 (1994)	東京 (1994)	福岡 (1998)	東京 (2004)
エネルギー(kcal)	2,237	-	2,153	1,734	-	1,641
脂質摂取量（g） 　総脂肪 　飽和脂肪 　モノ不飽和脂肪 　多価不飽和脂肪	 72 17 27 30	 30.0* 10.7 12.1 7.8	 58.0 17.3 23.6 15.7	 49.2 15.9 18.8 12.5	 58.0 15.1 21.0 17.8	 47.3 12.2* 14.3* 8.0*
P/S 比	1.7	0.8	0.8	1.2	1.2	0.7
n-6/n-3 比	6.0	6.0	6.1	3.5	4.8	5.3

＊：脂肪酸

表1-23　世界の脂質所要量（推奨量）

国家・機関（年）	総脂質	多価不飽和脂肪酸	n-6 (18:2)	n-3 (18:3)	n-6/n-3
カナダ（1990）	30	3.5 （飽和＜10）	3 （最低）	0.5 （最低）	4～10 （最低）
英　国（1991）	33	6	1 （最低）	0.2 （最低）	－
ＦＡＯ（1994）	15～35 （飽和＜10）	－	4～10	－	5～10
オランダ（2001）	25～40 （飽和＜10）	3 （最大＜12）	2	1	(2)
WHO/FAO（2003）	15～30	6～10	5～8	1～2	(4～5)
米　国（2005）	25～35	－	5	0.5	(10)
日　本（2005）	20～25	4.5～7.0	＜10	＞2.6	(4)

脂質摂取量は基本的には成人を対象としたエネルギー％値．（　）内は推定値．

取基準を遵守させることは，容易ではない側面もありそうである．例えば，栄養士養成施設大学・短大の学生の脂質摂取状況をみてみると，この危惧が現実となっていることがわかろう（表1-22）．将来，一般市民に対する栄養指導者としての役割を果たすことになる学生の脂質摂取状況が，日本人の平均的摂取量からかなり隔たった例もみられることは，重大な問題である．気になるのは，これらの成績をあたかも第三者的な立場で比喩的に報告する指導者の態度である．

　わが国の脂質目安量（食事摂取基準）は，世界に冠たるものである．表1-23に示すように，質・量ともに特徴的であり，平均的にみて実践可能なものである．欧米諸国では，たとえ目標としても実践困難な推奨値となっている．食の楽しみを保ち，健康な脂質摂取を持続するためには，確固たる「ほどほど（moderation）」の摂取理論を身につけることが不可欠である．そこでは，日本型食生活が基本となるであろう．"moderation"という言葉は欧米の食事摂取基準でも使

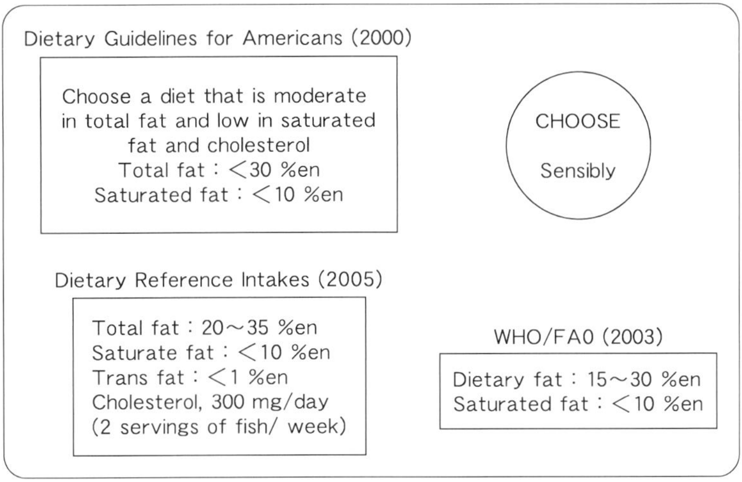

```
Dietary Guidelines for Americans (2000)
  Choose a diet that is moderate
  in total fat and low in saturated
        fat and cholesterol
     Total fat：＜30 %en
     Saturated fat：＜10 %en

                                        CHOOSE
                                        Sensibly

Dietary Reference Intakes (2005)
  Total fat：20～35 %en
  Saturate fat：＜10 %en                WHO/FAO (2003)
  Trans fat：＜1 %en
  Cholesterol, 300 mg/day              Dietary fat：15～30 %en
  (2 servings of fish/ week)           Saturated fat：＜10 %en
```

図 1-12　米国および WHO での脂質推奨摂取量

われており，この概念の普遍性を理解してほしい（図 1-12）．

本項は平成 16 年 7 月 31 日のネスレシンポジウムでの講演をもとに記述したものであるが，その後公表された第七次改定食事摂取基準（2005 年版），米国の Dietary Reference Intakes（2005）および文献などについても引用し，加筆した．

文　献

1) 菅野道廣：あぶらは訴える，新しい脂質栄養論．講談社，2000
2) 厚生労働省：第六次改定日本人の栄養所要量　食事摂取基準．1995
3) 厚生労働省：第七次改定日本人の栄養所要量　食事摂取基準．2005
4) 板倉弘重・他：脂質研究の最新情報，適正摂取を考える．第一出版，2000
5) Sugano M, Hirahara F：Polyunsaturated fatty acids in the food chain in Japan. *Am J Clin Nutr* **71**（Suppl）：189 S-196 S, 2000
6) Sugano M：Balanced intake of polyunsaturated fatty acids for health benefits. *J Oleo Sci* **50**：305-311, 2001

7) Stanley J : What is the appropriate balance between intake of n-6 and n-3 PUFA in the diet? *Lipid Technol* **16** : 61-63, 2004
8) Simopoulos AP : Omega-6/omega-3 essential fatty acid ratio and chronic diseases. *Food Rev Intern* **20** : 77-90, 2004
9) Simopoulos AP, Cleland LG (eds) : Omega-6/Omega-3 Essential Fatty Acid Ratio ; The Scientific Evidence. *World Rev Nutr Diet* **92** : 1-174, 2004
10) Wijendran V, Hayes KC : Dietary n-6 and n-3 fatty acid balance and cardiovascular health. *Annu Rev Nutr* **24** : 597-615, 2004
11) Institute of Medicine of the National Academies : Dietary Reference Intakes for Energy, Carbohydrate, Fiber, Fat, Fatty Acids, Cholesterol, Protein, and Amino Acids. National Academies Press, Washington DC, pp. 422-541, 2005
12) Trumbo P, Schlicker S, Yates AA, Poos M : Dietary reference intakes for energy, carbohydrate, fiber, fat, fatty acids, cholesterol, protein and amino acids. *J Am Diet Assoc* **102** : 1621-1630, 2002
13) World Health Organization Technical Report Series 916 : Diet, Nutrition and Prevention of Chronic Diseases. pp. 1-149, 2003
14) International Society for the Study of Fatty Acids and Lipids: Recommendation for intake of polyunsaturated fatty acids in healthy adults. *ISSFAL Newsletter* **11**(2) : 12-25, 2004
15) Watkins C : Fundamental fats. *INFORM* **15** : 638-640, 2004
16) Mozaffarian D, Ascherio A, Hu FB, Stamper MJ, Willett WC, Siscovick DS, Rimm EB : Interplay between different polyunsaturated fatty acids and risk of coronary heart disease in men. *Circulation* **111** : 157-164, 2005
17) Gross LS, Li L, Ford ES, Liu S : Increased consumption of refined carbohydrates and the epidemic of type 2 diabetes in the United States ; and ecologic assessment. *Am J Clin Nutr* **79** : 774-779, 2004
18) Dietary fat consensus statements : *Am J Med* **113**(9 B) : 5 S-8 S, 2002

19) Horrobin D（金沢泰子訳）：天才と分裂病の進化論．新潮社，pp. 84-103, 2002
20) Cunnae SC, Crawford MA : Survival of the fattest ; fat babies were the key to evolution of the large human brain. *Comp Biochem Physiol Part A* **136**：17-26, 2003
21) Kris-Etherton PM, Harris WS, Appel LJ : Fish consumption, fish oil, omega-3 fatty acids, and cardiovascular disease. *Circulation* **106**：2747-2757, 2002
22) Kushi L, Giovannucci E : Dietary fat and cancer *Am J Med* **113**(9 B)：63 S-70 S, 2002
23) Kim DJ : Report from a symposium on diet and breast cancer. *Cancer Causes Control* **13**：591-594, 2002
24) Cunnane SC : Problems with essential fatty acids ; time for a new paradigm? *Prog Lipid Res* **42**：544-568, 2003
25) Birch EE, Garfield S, Hoffman RR, Birch DG : A randomized controlled trial of early dietary supply of long-chain polyunsaturated fatty acids and mental development in term infants. *Dev Med Child Neurol* **42**：174-181, 2000
26) Iso H, Stao S, Umemura U, Kudo M, Koike K, Kitamura A, Imano H, Okamura T, Naito Y, Shimamoto T : Linoleic acid, other fatty acids, and the risk of stroke. *Stroke* **33**：2086-2093, 2002
27) Stender S, Dyerberg J : The Influence of *trans* Fatty Acids on Health, 4 th ed. A report from the Danish Nutrition Council, Eraeringsradet. pp. 1-84, 2003
28) Kodali DR, List GR (eds) : *Trans* Fats Alternatives. AOCS Press, Champaign, IL, Soborg, Denmark, pp. 1-133, 2005
29) Food and Drug Administration : Food labeling ; *trans* fatty acids in nutrition labeling, nutrient content claims, and health claims. *Fed Reg* **68**：41433-41506, 2003
30) Hunter JE : Nutritional considerations of *trans* fats acids. In *Trans* Fats Alternatives (Kodali DR, List GR eds). AOCS Perss, Champaign, IL, Soborg, Denmark, pp. 34-36, 2005

31) Pischon T, Hankinson SE, Hotamisligil GS, Rifai N, Willett WC, Rimm EB : Habitual dietary intake of n-3 and n-6 fatty acids in relation to inflammatory markers among US men and women. *Circulation* **108** : 155-160, 2003

第2章

食環境と高コレステロール血症,高トリグリセリド血症

近藤　和雄[1], 柳沢　千恵[2]

1　はじめに

　メタボリックシンドロームの新しい診断基準（表2-1）が2005年4月，8学会合同で作成，発表された[1]．これによって，高脂血症のなかでも高トリグリセリド血症が独立して動脈硬化発症因子として認知され，高トリグリセリド血症を引き起こす食環境に注目が集まっている．

　これまでも高脂血症を引き起こす食環境に注意が向けられなかったわけではない．しかし，高脂血症のなかでも，高コレステロール血症を中心に考えていたこともあったため，動脈硬化発症因子としての食環境の影響がきわめて見えにくい状況があった．

　これまでの研究からは，食環境を改善させると，総コレステロール（total cholesterol：TC）では10〜15％の低下が期待できるのに対して，同様の改善を行うと中性脂肪（triglyceride：TG）は50％以上の低下が期待でき，血中のトリグリセリド濃度は食事因子に密接に関連していることがわかっている．

---

[1]お茶の水女子大学生活環境研究センター教授
[2]お茶の水女子大学生活環境研究センター

表2-1 メタボリックシンドロームの診断基準

内臓脂肪（腹腔内脂肪）蓄積	
ウエスト周囲径	男性≧85 cm 女性≧90 cm
（内臓脂肪面積　男女とも≧100 cm^{2}に相当）	
上記に加え以下のうち2項目以上	
高トリグリセリド血症 　かつ/または 低 HDL コレステロール血症	≧150 mg/dl <40 mg/dl 男女とも
収縮期血圧 　かつ/または 拡張期血圧	≧130 mmHg ≧85 mmHg
空腹時高血糖	≧110 mg/dl

（メタボリックシンドローム診断基準検討委員会：メタボリックシンドロームの定義と診断基準．日本内科学会雑誌　**94**：188, 2005）

　高脂血症を是正するためには，高コレステロール血症，高トリグリセリド血症に限らず，食環境を改善する必要がある．それにはエネルギー，糖質（炭水化物），脂肪，たんぱく質，ビタミン，ミネラルなどの栄養素をそれぞれ適正量摂取するとともに，バランスよく摂取することが必要で，さらに食物繊維，ポリフェノールなどの非栄養素成分の摂取についても考慮することが求められる．

　現在のところ，高脂血症是正の目標値としては，2002年に改訂された日本動脈硬化学会の「動脈硬化性疾患診療ガイドライン」(図2-1)の値が基準となる[2]．しかし，このガイドラインでは，高コレステロール血症が主となっているため，今後メタボリックシンドロームの対策としてトリグリセリドの濃度に対して細分化したガイドラインが求められる可能性がある．

高コレステロール血症	総コレステロール	≧220 mg/dl
高LDLコレステロール血症	LDLコレステロール	≧140 mg/dl
低HDLコレステロール血症	HDLコレステロール	<40 mg/dl
高トリグリセリド血症	トリグリセリド	≧150 mg/dl

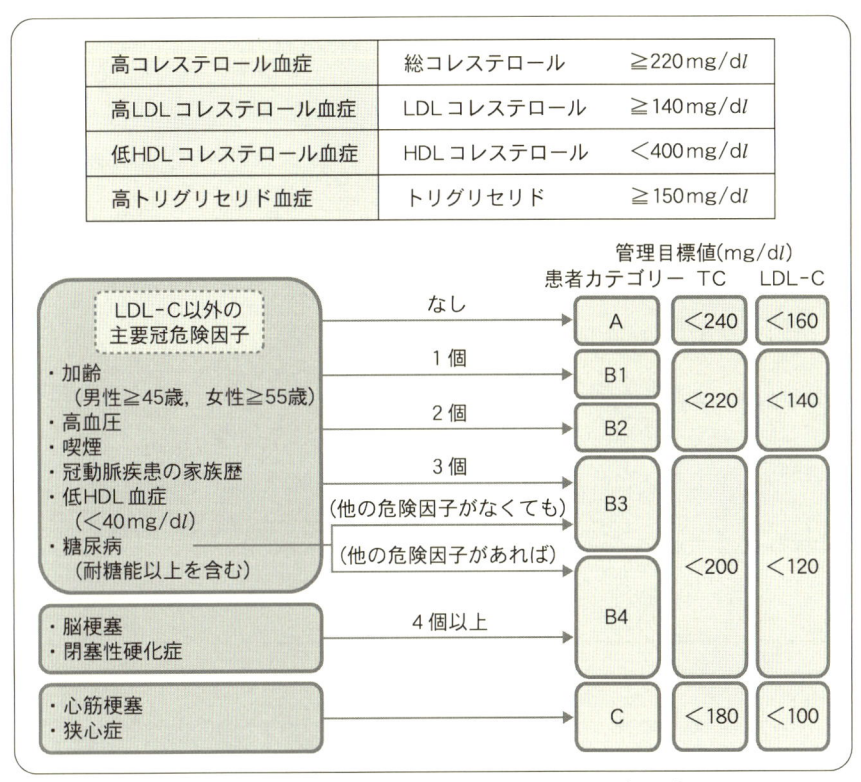

LDL-C以外の主要冠危険因子	患者カテゴリー	管理目標値(mg/dl) TC	LDL-C
なし	A	<240	<160
1個	B1	<220	<140
2個	B2	<220	<140
3個(他の危険因子がなくても)	B3	<200	<120
4個以上(他の危険因子があれば)	B4	<200	<120
・心筋梗塞 ・狭心症	C	<180	<100

主要冠危険因子：
・加齢（男性≧45歳，女性≧55歳）
・高血圧
・喫煙
・冠動脈疾患の家族歴
・低HDL血症（<40 mg/dl）
・糖尿病（耐糖能以上を含む）
・脳梗塞
・閉塞性硬化症

図2-1　動脈硬化性疾患診療ガイドライン（2002）

2　食環境による高コレステロール血症の改善

(1)　摂取エネルギーの是正

　摂取エネルギーの是正は，食環境のなかで最も重要な事柄である．摂取エネルギーの増加が，体重の増加を介して，肝でのコレステロール合成の増加に結びつくからである．このためエネルギーの制限が必要になる．
　適正なエネルギー摂取は，標準体重×30 kcal とするのが一般的である．ただし，「2005年版食事摂取基準」では，男性（18～49歳）が

2,650 kcal, 女性(30～40歳)が2,000 kcalと高いエネルギー必要量が設定されている．私見ではあるが，ボランティアに2,200～2,300 kcalの食事を摂取させると3カ月にわたって体重，体脂肪の減少が認められ，従来考えられていたエネルギー摂取よりも多い摂取量でも十分に効果が認められることも知っておく必要があると思われる．

(2) 脂肪エネルギー比と脂肪酸

食環境における適正な脂肪摂取量は，総エネルギーの20～25％とされている．わが国では，戦後～昭和30年代の10％以下の摂取量から徐々に改善し，1980(昭和55)年以降は25％前後を推移している(図2-2)．しかし，脂肪の摂取量の増加に伴って，高脂血症や糖尿病の増加が認められ，これは日系移民研究からも同様な結果が報

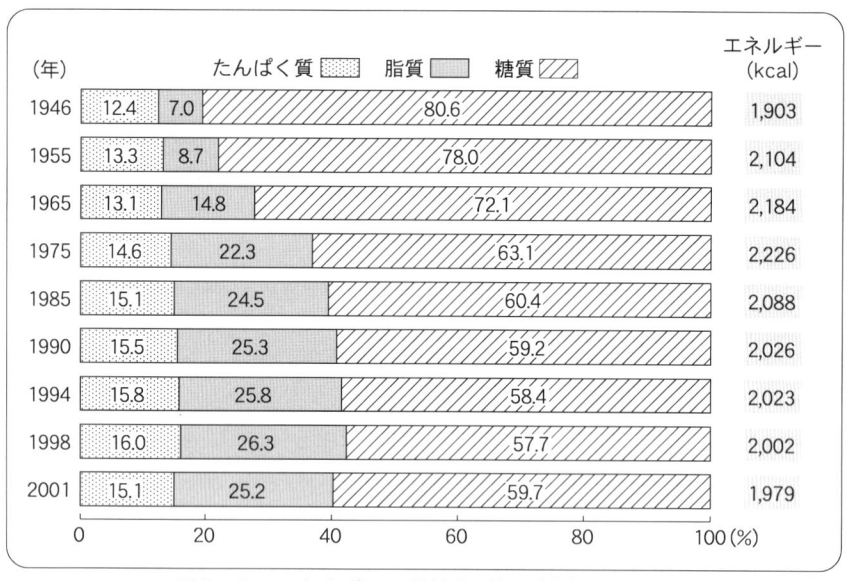

(年)	たんぱく質	脂質	糖質	エネルギー (kcal)
1946	12.4	7.0	80.6	1,903
1955	13.3	8.7	78.0	2,104
1965	13.1	14.8	72.1	2,184
1975	14.6	22.3	63.1	2,226
1985	15.1	24.5	60.4	2,088
1990	15.5	25.3	59.2	2,026
1994	15.8	25.8	58.4	2,023
1998	16.0	26.3	57.7	2,002
2001	15.1	25.2	59.7	1,979

図2-2 エネルギーの栄養素別摂取構成比の推移
(国民栄養の現状より)

告されている．

　脂肪の主な構成成分は脂肪酸なので，各脂肪酸の摂取量によっても食環境は変化する（図2-3）．

　ステアリン酸を除く飽和脂肪酸（S）にはコレステロール増加作用があり[3,4]，逆に一価不飽和脂肪酸（M）のオレイン酸[5]，多価不飽和脂肪酸（P）のリノール酸にはLDLコレステロールの低下作用が認められる[6]．

　多価不飽和脂肪酸には，体内で生合成されないため「必須脂肪酸」と呼ばれる働きがあり，n-6系脂肪酸（リノール酸，アラキドン酸）とn-3系脂肪酸〔α-リノレン酸，エイコサペンタエン酸（EPA），ドコサヘキサエン酸（DHA）〕の2系列に分けられる．

　n-6系脂肪酸は，LDLコレステロール低下作用があるものの，過剰に摂取するとHDLコレステロールを低下させる[6]（n-3系脂肪酸については後述）．

　これら脂肪酸の摂取の割合は「S：M：P」では「3：4：3」，「n-6：n-3」では「4：1」にすることが勧められている．この割合は，従来の日本の食生活をそのまま是認した形で決められたものであり，肉を主体とした洋食中心の食生活から，魚を主体とした和食中心の食生活に変えるだけで，S：M：P，n-3：n-6の基準を満たすことが可能である．

　「2005年版食事摂取基準」では，脂肪酸の比率から，飽和脂肪酸は摂取エネルギー％表示へ，n-3系脂肪酸，n-6系脂肪酸は1日の摂取量へと変更になったが，おおよその摂取量は類似している．

　多価不飽和脂肪酸はまた，シス型とトランス型に分けることができる（図2-4）．天然油脂はすべてシス型であるが，マーガリンやショートニングに含まれるトランス酸は，総コレステロールを増加させる[7]．欧米では，トランス酸の摂取を2％以下にするよう勧告しているが，現在の日本における摂取量はきわめて少なく，トランス酸

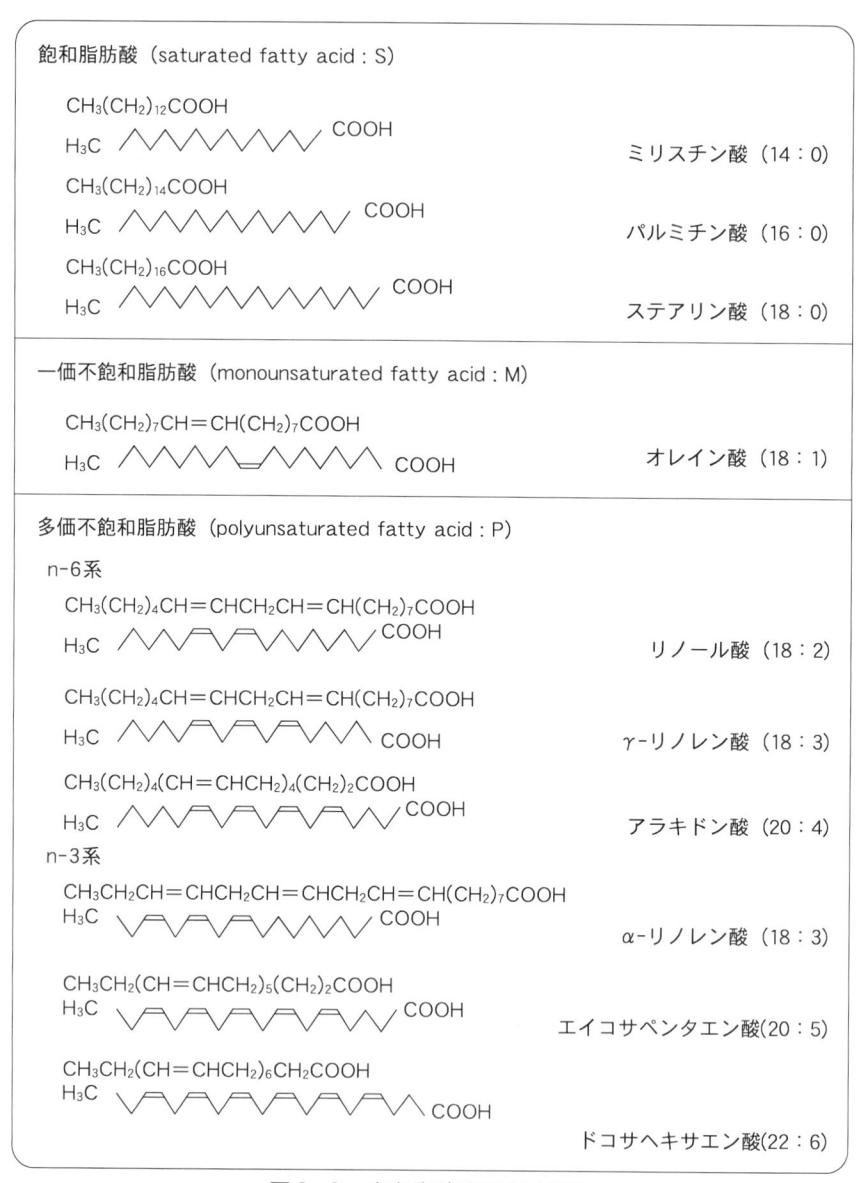

飽和脂肪酸 (saturated fatty acid：S)

$CH_3(CH_2)_{12}COOH$ ミリスチン酸 (14：0)

$CH_3(CH_2)_{14}COOH$ パルミチン酸 (16：0)

$CH_3(CH_2)_{16}COOH$ ステアリン酸 (18：0)

一価不飽和脂肪酸 (monounsaturated fatty acid：M)

$CH_3(CH_2)_7CH=CH(CH_2)_7COOH$ オレイン酸 (18：1)

多価不飽和脂肪酸 (polyunsaturated fatty acid：P)

n-6系

$CH_3(CH_2)_4CH=CHCH_2CH=CH(CH_2)_7COOH$ リノール酸 (18：2)

$CH_3(CH_2)_4CH=CHCH_2CH=CH(CH_2)_7COOH$ γ-リノレン酸 (18：3)

$CH_3(CH_2)_4(CH=CHCH_2)_4(CH_2)_2COOH$ アラキドン酸 (20：4)

n-3系

$CH_3CH_2CH=CHCH_2CH=CHCH_2CH=CH(CH_2)_7COOH$ α-リノレン酸 (18：3)

$CH_3CH_2(CH=CHCH_2)_5(CH_2)_2COOH$ エイコサペンタエン酸 (20：5)

$CH_3CH_2(CH=CHCH_2)_6CH_2COOH$ ドコサヘキサエン酸 (22：6)

図2-3 主な脂肪酸の分子構造

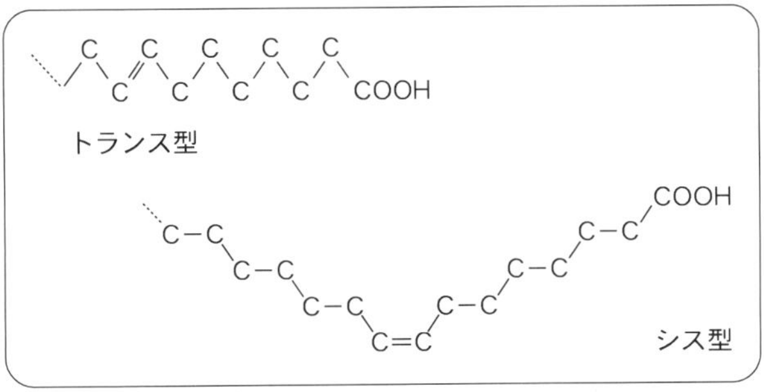

図2-4 トランス酸とシス型

の影響は現状では考慮する必要がない．これは，マーガリンやショートニングを作るときに，大豆油を原料とするためトランス酸が生じる欧米と，トランス酸の生じにくいパーム油を使用する日本での差と考えることもできる．

（3） コレステロール摂取量

血中コレステロール濃度との関係で，食品中のコレステロール濃度にも関心が向けられている．しかし，1日の必要量とされているコレステロール量（1〜1.5 g）のうち，生体内での合成は約70％あり，それに対して食事から摂取されるコレステロールは約30％で，生体内で合成されるコレステロール量は食事によるものの2倍以上である．したがって，摂取コレステロールが血清コレステロールに及ぼす影響は少ないといえる．ただし，高脂血症の素因を有している場合は，コレステロール摂取量の増加に伴って，血清コレステロール値の上昇が認められる．このため，高脂血症素因を有している場合には，1日のコレステロールの摂取量を300 mg程度に抑えることが食環境の改善として求められている．

「2005年版食事摂取基準」では，コレステロールの目安量は，男性では750 mg未満，女性では600 mg未満と大幅に引き上げられた．

しかし，現在の日本におけるコレステロール摂取量は約 350 mg 程度であり，あえて増加させる必要はなく，従来どおり必要に応じて 300 mg 程度に抑えるのが望ましい．

（4） たんぱく質の摂取

　たんぱく質はエネルギーの供給源となるとともに，組織を構成しているたんぱく質の材料となるアミノ酸を供給するために，一定量を摂取する必要がある．

　豆腐，納豆などの植物性たんぱく質にはコレステロール低下作用が報告されている．この作用は，大豆たんぱくのアミノ酸構成（リジン／アルギニン比）によるものと報告したものもあるが，最近では，胆汁酸と結合してミセルを形成し，胆汁酸の再吸収を抑制するとの報告がある．しかし，植物性たんぱく質だけではリジンやスレオニンなどが不足する可能性があり，動物性たんぱく質の比率を全たんぱく質必要量の 40～50 ％にすることが勧められる．

（5） 食環境における食物繊維の摂取

　食物繊維の摂取は，ビタミン類の吸収とも関連して重要であるが，基本的には，胆汁酸の腸肝循環を遮断し，血中の総コレステロールを低下させるという働きがある（図 2-5）．

　しかしこの作用は，食物繊維のなかでも，セルロース，ヘミセルロースなどの不溶性繊維にはみられず，コンニャク類，キノコ類などに含まれる水溶性の食物繊維（ペクチン，マンナンなど）にみられるもので，LDL コレステロール低下作用が報告されている．水溶性食物繊維には空腹感を満たし，エネルギー摂取量を抑制し，耐糖能の改善にも効果が期待されている．

　食物繊維の摂取量は，1 日当たり 20～25 g が勧められているが，冠危険因子を合併している場合には 25 g 以上摂取する食環境を整

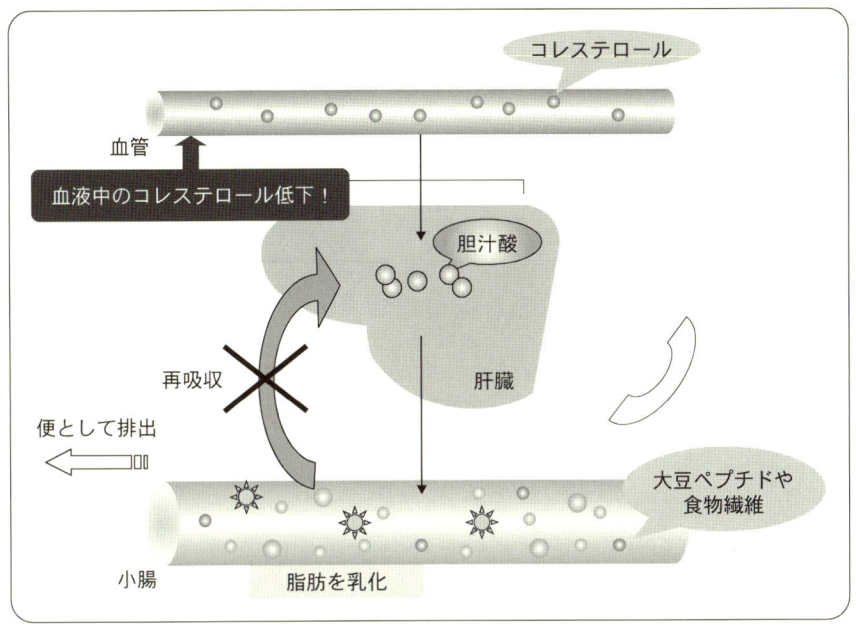

図2-5 コレステロール上昇抑制

えることが望まれる.

(6) 抗酸化物の摂取

近年,低比重リポ蛋白 (low density lipoprotein：LDL) のなかでも酸化 LDL の動脈硬化作用に注目が集まっており[8],単に LDL を低下させるだけでなくて,抗酸化作用を有する食品を上手に食環境に取り入れて,LDL から酸化 LDL に変化するのを防止する重要性が指摘されている (図2-6).

最近では抗酸化物として,ポリフェノールを含む赤ワイン,ココア,緑茶などが話題になっているが,以前から知られているビタミンE,ビタミンC,カロテノイドを含む食品の再認識とともに,新しく抗酸化作用のあることが明らかになったポリフェノールを含む食

悪玉コレステロール　本当の悪玉コレステロール
(LDL)　　　　　　　　(酸化LDL)

抗酸化物質
ビタミンE　　ビタミンC
β-カロテン　ポリフェノール

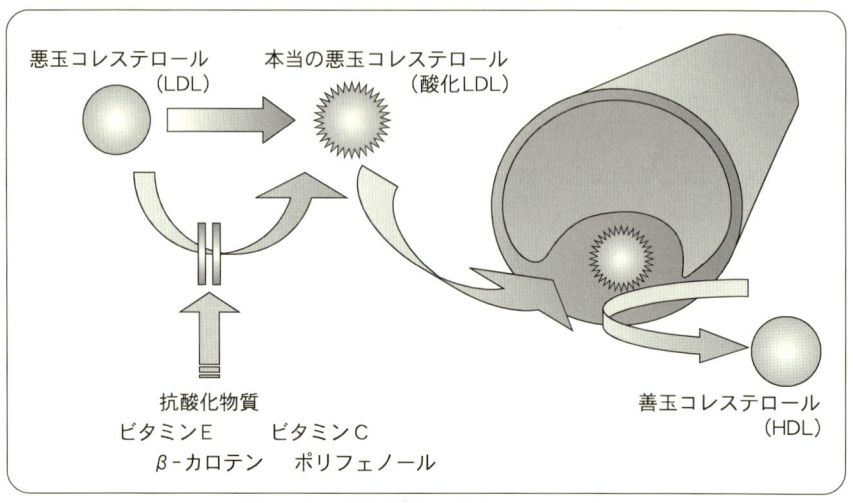

善玉コレステロール
(HDL)

図2-6　動脈硬化の発生メカニズム

品などをいかに多く日常の食環境のなかに取り入れられるかが課題となっている.

こうした抗酸化作用をもつ食品としては, ビタミンEを含む小麦胚芽, 大豆油, ビタミンCを多く含む野菜, 果物がある. カロテノイドには, β-カロテンを含むニンジン, リコペンを含むトマト, スイカ, アスタキサンチンを含むサケ, タイ, エビ, カニ, スジコなどがあげられる. そしてポリフェノールなどを含む食品としては, ケルセチンを含むタマネギ, ブロッコリー, イソフラボンを含む豆腐, 納豆, 味噌, しょうゆ, カテキンを含む緑茶, 紅茶, ウーロン茶, 赤ワイン, ココア, チョコレートなどがあげられる.

3　食環境改善による高トリグリセリド血症の是正

近年, 高トリグリセリド血症では, 動脈硬化惹起因子であるレムナントリポ蛋白の増加, LDLの小粒子化, HDL-Cの減少, 血栓傾

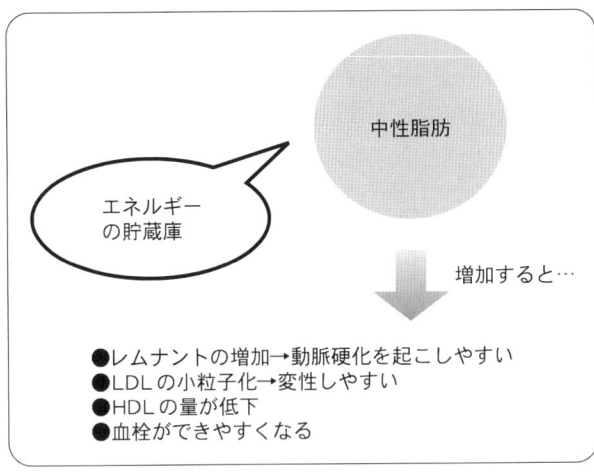

```
         ┌─────────────────────────────────┐
         │              中性脂肪             │
         │    ┌──────┐                     │
         │    │エネルギー│                     │
         │    │の貯蔵庫 │                     │
         │    └──────┘                     │
         │              ↓ 増加すると…         │
         │                                 │
         │  ●レムナントの増加→動脈硬化を起こしやすい │
         │  ●LDLの小粒子化→変性しやすい        │
         │  ●HDLの量が低下                  │
         │  ●血栓ができやすくなる              │
         └─────────────────────────────────┘
```

図2-7　中性脂肪と動脈硬化

向がみられる．また，メタボリックシンドロームとの関連から，トリグリセリドの増加を独立した動脈硬化の危険因子とする考えが広まっている（図2-7）．トリグリセリドの増加は，一般には，過食，肥満などによって，肝臓での超低比重リポ蛋白（very low density lipoprotein：VLDL）の合成が高まっていることに起因している．したがって，超低比重リポ蛋白の合成を抑える食環境として，適正なエネルギー制限（標準体重×30 kcal）が最も重要である．

　また，中性脂肪の値が高い症例の多くは，アルコールまたは果糖の過剰摂取が起因していることが多い．アルコールや果糖は，肝臓での超低比重リポ蛋白の合成を促進する．したがって，アルコールや果糖の摂取制限は，血中の中性脂肪の濃度を低下させることにきわめて効果が高い．γ-GTPの値を参考にしながら，アルコール摂取量を把握し，的確なアルコール制限を行うことによっても，高トリグリセリド血症の是正は可能である．アルコール制限を含む食環境改善により期待できる中性脂肪の低下は50％以上で，アルコール制限のみでの高トリグリセリド血症の正常化も可能である．果糖制限

もアルコール制限に準ずる．

このほか，n-3系脂肪酸であるエイコサペンタエン酸に，PPARα (peroxisome proliferator-activated receptor) を介して，超低比重リポ蛋白合成抑制による中性脂肪値の低下作用が認められている[9]．

4 食環境改善による高カイロミクロン血症の是正

中性脂肪の値が高い場合は，食事由来の外因性の脂質を運搬するカイロミクロン (chylomicron：CM) が増加する高カイロミクロン血症が存在する可能性がある．カイロミクロンの合成は脂肪摂取量と相関しているが，通常，合成能と処理能が正相関しているため，高カイロミクロン血症は生じない．しかし，処理能が低下すると高カイロミクロン血症を呈する．この場合，脂肪摂取をエネルギーの10％程度まで制限する．また，脂肪を長鎖脂肪酸から中鎖脂肪酸へ変えることも重要である．最近，調理用の中鎖脂肪酸 (日清オイリオ®) が使用できるようになった．

高カイロミクロン血症改善の第一の目的は，膵炎の予防である．中性脂肪 1,500 mg/dl 以上の場合には，膵炎を併発する危険性を考慮しなければならない．

5 食環境と食後高脂血症

カイロミクロンのもう１つの問題は，食後におけるカイロミクロンの存在である．一般的にトリアシルグリセロールである脂肪 (長鎖脂肪) は経口摂取された後，腸管で膵リパーゼによって，モノアシルグリセロールと２つの脂肪酸に分解される．これらは，胆汁酸によってミセル化し，小腸上皮細胞内に取り込まれ，再びトリアシ

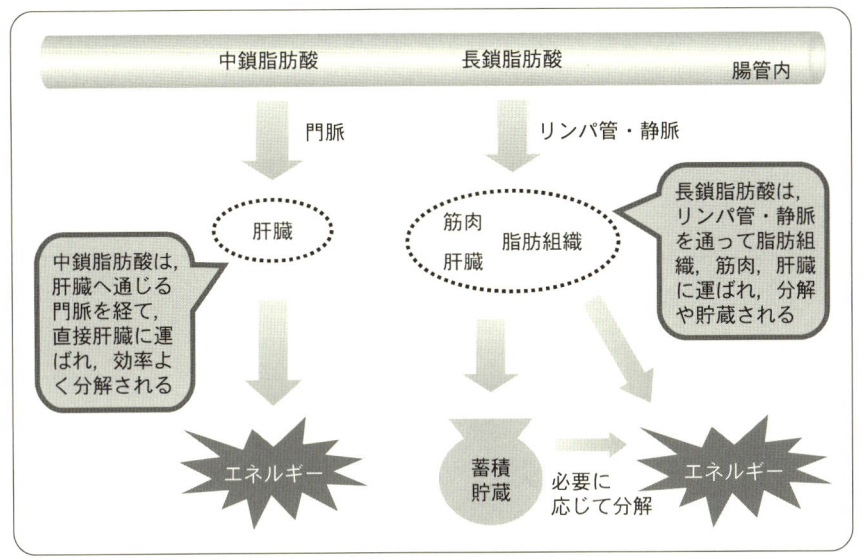

図2-8 中鎖脂肪酸の代謝経路

ルグリセロールに合成，カイロミクロンとなってリンパ管に移送され，左鎖骨下静脈に出現する．

このため，食後数時間は血中にカイロミクロンが出現し，食後高脂血症を呈する場合があって，食後高脂血症と動脈硬化性疾患との関連が懸念されている．

この食後高脂血症を呈さない食環境としてあげられるのは，第一に摂取エネルギー（脂肪）を減少させることであり，もう1つは脂肪の質を長鎖脂肪酸から中鎖脂肪酸に変更することである．中鎖脂肪酸は，長鎖脂肪酸とは異なって，腸管で吸収後，直接門脈に入り，カイロミクロンを形成しない（図2-8）．

また，最近，赤ワインや緑茶などに含まれるポリフェノールに，食後の高脂血症の出現を抑制する作用のあることが報告され，今後，食べ合わせの面からも食環境を見直す動きの出てくる可能性がある．

6　食環境とホモシステイン

　近年，ホモシステインが動脈硬化の独立した危険因子の1つとして話題を集めている[10]．高ホモシスチン血症では，ホモシステインの代謝において，ビタミン B_6, B_{12}, 葉酸などの補酵素を必要とするシスタチニオン β シンターゼ，メチオニンシンターゼ，メチオニンテトラヒドロ葉酸還元酵素の3つの酵素の異常が関係することが知られている．これまでの報告では，ヨーロッパ9カ国で行ったプロジェクトをはじめ，血中ホモシステイン濃度の高値が，冠動脈硬化疾患と関連があるとする研究が多い[11]．

　この独立した危険因子のホモシステインの増加への対策としての食環境改善では，ビタミン B_6, B_{12}, 葉酸を含む食品の摂取が勧められる[12,13]．実際に，ビタミン B_6, B_{12}, 葉酸の摂取を増加させることによって，血中のホモシステイン濃度が低下することがすでに報告されている．

　ビタミン B_6 を多く含む食品には，大豆，クルミ，レンズ豆，米などがある．ビタミン B_{12} を多く含む食品としては，鶏，牛，豚などの動物性食品や魚介類などが，そして葉酸を含むものとしては，海草，ホウレン草，クランベリー，オクラ，えんどう豆，シリアルなどがあげられる．

7　おわりに

　高コレステロール血症，高トリグリセリド血症には，食環境の悪化が密接に関連している．食環境の改善による総コレステロール，中性脂肪の低下率から考えると，総コレステロールで 250 mg/dl 前後，中性脂肪で 300 mg/dl 程度までは食事のみの対処で改善が可能で，これ以上ではその他の治療が必要となる．こうした食環境の改

善には「虚血性心疾患の一次予防ガイドライン」[14)]で示された食事摂取基準（表2-2）が参考となるが，これは日本人の現状の栄養摂取に基づいて決められていることを理解することも重要である．

表2-2 虚血性心疾患の一次予防ガイドライン

生活習慣		
	目標	特記事項
喫　煙	完全な禁煙を実施	受動喫煙を回避することが望ましい
運　動	中等度の運動を週3～4回，1回30分以上	できれば毎日行うことが望ましい
栄　養	糖質エネルギー比を50％以上に 脂質エネルギー比を20～25％に 脂肪酸摂取比バランスに注意	飽和脂肪酸：一価不飽和脂肪酸：多価不飽和脂肪酸＝3：4：3 n-6(ω6)/n-3(ω3)比を3～4に
	食物繊維を十分に摂取 食塩摂取10g未満に 抗酸化物質を摂取 ホモシステインを減らす ミネラルを不足なく摂取	20～25g/日 高血圧合併例は7g/日 ビタミンE, C, カロテノイド, ポリフェノール 葉酸，ビタミンB_6・B_{12} カルシウム，カリウム，マグネシウム，セレン
体　重	BMIを25未満に BMI 25以上の場合，ウエスト周囲径を 　男性では85cm未満に 　女性では90cm未満に	糖尿病患者はBMIを23未満に
精神衛生	休日をきちんととる 作業量の工夫 タイプA行動を慎む	仕事の支援度を高くする 心理的な緊張状態の改善（仕事の要求度と自由度比を下げる）

(次頁につづく)

表 2-2　虚血性心疾患の一次予防ガイドライン（つづき）

治療		
	目標	特記事項
高血圧	若年者，中年者，糖尿病患者では 130/85 mmHg 未満に	高齢者では 140〜160 mmHg 未満が望ましい
高脂血症	総コレステロール 220 mg/dl 未満 LDL コレステロール 140 mg/dl 未満 トリグリセリド 150 mg/dl 未満 HDL コレステロール 40 mg/dl 以上	高脂血症以外の危険因子を有する場合 総コレステロール 200 mg/dl 未満 LDL コレステロール 120 mg/dl 未満が理想 レムナント，Small Dense LDL，Lp(a)に留意
糖尿病	空腹時血糖 120 mg/dl 未満 HbA1c 6.5％未満	総コレステロール 180 mg/dl 未満 LDL コレステロール 100 mg/dl 未満
ホルモン補充療法	個々に効果とリスクを勘案して施行を考慮	効果が期待されるもの：更年期障害，骨粗鬆症，高 Lp(a)血症などの高脂血症，アルツハイマー病の予防 リスク：乳癌の既往と家族歴，血栓症の既往
アスピリン	危険因子を多数有する患者で投与を考慮	糖尿病では他の危険因子を合せもつ場合投与を考慮

出典：Japanese Circulation Jaurnal 65（Suppl V）：999, 2001

文　献

1) メタボリックシンドローム診断基準検討委員会：メタボリックシンドロームの定義と診断基準．日本内科学会雑誌　94：188, 2005
2) 日本動脈硬化学会：動脈硬化性疾患診療ガイドライン．2002
3) Spady DK, Dietschy JM：*Proc Natl Acad Sci USA* **82**：4526, 1985
4) Nicolosi RJ, Stucchi AF, Kowala MC, Hennessy LK, Hegsted DM, Schaefer EJ：*Arteriosclerosis* **10**：119, 1990

5) Zock PL, Katan MB : *Am J Clin Nutr* **68** : 142, 1998
6) Brown HB : *J Am Diet Assor* **58** : 303, 1971
7) Zock PL, Mensink RP : *Curr Opin Lipidol* **7** : 34, 1996
8) Steinberg D, Pathasarathy S, Carew TE, Khoo JC, Witztum JL : *N Engl J Med* **320** : 915, 1989
9) Nestel PJ, Connor WE, Rardon MF, Conner S, Wong S, Boston R : *J Clin Nvest* **74** : 82, 1984
10) Brattsrom LE, Hardebo JE, Hultberg BL : *Stroke* **15** : 1012, 1984
11) Graham IM, Daly LE, Refsum HM, Robinson K, Brattstorm LE, Ueland PM, Palma-Reis RJ, Boers GHJ, Sheahan RG, Israelsson B, Uiterwaal CS, Meleady R : *JAMA* **227** : 1775, 1997
12) Robinson K, Arheart K, Refsum H, Brattstorm L, Boers G, Uelan P, Rubba P, Palma-Reis R, Meleady R, Daly L, Witteman J, Graham I : *Circulation* **97** : 437, 1998
13) Malinow MR, Duell PB, Hess DL, Anderson PH, Kruger WD, Phillipson BF, Gluckman RA, Block PC, Upson BM : *N Engl J Med* **338** : 1009, 1998
14) Japanese Circulation Journal **65**(Suppl V) : 999, 2001

第3章
コレステロール代謝に影響する食品

板倉　弘重

1 はじめに

　わが国では近年,血中コレステロール値の平均値が上昇してきた.その原因として,食生活の変化があげられる.また,NIHONSAN Study で示されているように,同様の遺伝素因を有する日系移民調査でも,食生活の変化が血中コレステロール値に影響を及ぼすことが明らかにされている[1].

　コレステロールは人体に必須の成分であり,血中コレステロール値はほぼ一定に維持されている.しかし,この血中コレステロール値は遺伝素因,食事や運動などの環境要因,肝機能や腎機能あるいは甲状腺機能など,さまざまな要因で変動する.そしてコレステロール代謝の異常により引き起こされる疾患で,高率にみられるのが動脈硬化症である.高頻度に発症する動脈硬化症を予防するために,コレステロール代謝とそれに影響する食品の研究は大切である.

茨城キリスト教大学生活科学部食物健康科学科

2 コレステロールの分布

(1) 血中濃度とその推移

　日本人の血清コレステロール値の推移をみると，1980年，1990年，2000年と10年ごとの調査で，上昇傾向にあることが認められる（図3-1）[2]．1990年までは，男女とも各年齢層別でも上昇が認められるが，1990年から2000年にかけては女性はほぼ一定である．わが国における食事調査で，脂質エネルギー比が1990年まで急激に増加して25.3％に達し，その後はほぼ横ばいであることと関連しているのではないかと考えられる．

　2002年の国民栄養調査による総コレステロール値の分布を図3-2に示したが，男性は180 mg/dl を，女性は200 mg/dl をピークとするどちらも正規分布をしている．また，高コレステロール血症の基準値である220 mg/dl 以上の割合が高いことがわかる．総コレス

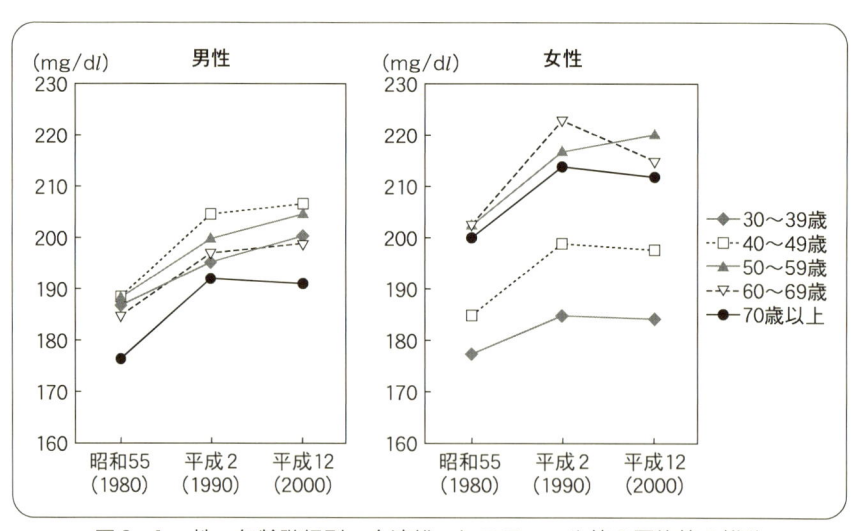

図3-1　性・年齢階級別，血清総コレステロール値の平均値の推移
（循環器病予防協会：第5次循環器疾患基礎調査結果．中央法規出版，2003）

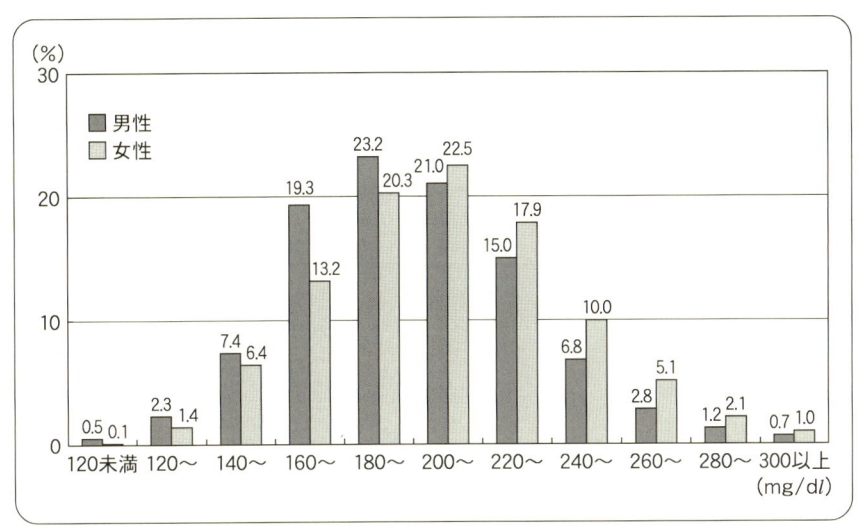

図3-2　総コレステロール値の分布

(2002年国民栄養調査)

テロール値 220 mg/dl 以上は，女性のほうが男性よりも多い．

(2) リポ蛋白の種類

　血清コレステロールはリポ蛋白として存在している．リポ蛋白分画により臨床的意義に違いがあり，食事の影響もリポ蛋白分画の変動をとらえることが必要である．コレステロール代謝を考える場合でも，リポ蛋白代謝について検討することが必要である．

　リポ蛋白の種類を表3-1に示す．カイロミクロン(CM)は小腸でつくられ，主に食事から摂取された脂質を小腸粘膜上皮細胞からリンパ管に分泌され，静脈に入ったあと動脈に入り，体内に転送される．主要構成アポ蛋白はアポB 48 である．主要構成脂質はトリグリセリド (TG) である．肝臓で生成された脂質はvery low density lipoprotein (VLDL) として分泌される．VLDLの主要な構成脂質はトリグリセリドである．intermediate density lipoprotein (IDL)

表3-1 リポ蛋白の種類

名　称 超遠心法		カイロミクロン	超低比重 (VLDL)	中間型 (IDL)	低比重 (LDL)	高比重 (HDL$_2$)	高比重 (HDL$_3$)	超高比重 (VHDL)
密度 (g/ml)		<0.951	0.951〜 1.006	1.006〜 1.019	1.019〜 1.063	1.063〜 1.125	1.125〜 1.210	
電気泳動		原点	pre-β(α_2)		β	α_1	α_1	α_1
浮上係数 (S_f)		>400	400〜20	20	20〜0			
直径(Å)		800以上	800〜300	300〜250	250〜200	200〜100	100〜75	
組成(%)								
たんぱく		1〜2	8	11	21	41	56	62
TG		80〜90	50〜70	40	10	5	5	5
FC		1〜3	7	8	8	6	3	0.5
EC		2〜4	12	27	37	18	13	3
PL		3〜6	15〜20	18	22	30	22	29
FFA		0	0	0	1	1	1	5
アポ蛋白	主要部分	A-I B-48 C-I C-II C-III E$_{2〜4}$	B-100 C-I C-II C-III E$_{2〜4}$ —	B-100 E$_{2〜4}$ — — — —	B-100 — — — — —	A-I A-II — — — —	A-I A-II — — — —	A-I A-II — — PRP* —
	微小部分	A-II A-IV PRP — — —	A-I A-II D — — —	C C-I C-II C-III — —	C-I C-II C-III — — —	B-48 C-I C-II C-III D E$_{2〜4}$ F, G	A-IV A-V — — — —	

TG：トリグリセリド，FC：遊離型コレステロール，EC：エステル型コレステロール，PL：リン脂質，FFA：遊離脂肪酸
＊：proline. rich protein

にはコレステロールとトリグリセリドがほぼ等量含まれている．low density lipoprotein (LDL) の主要構成脂質はコレステロールである．high density lipoprotein (HDL) の主要構成アポ蛋白はアポAIとアポAIIである．

表3-2 動物体内におけるコレステロールの分布

	ヒト(70 kg 男性)[1]		ラット[2]	イヌ[3]
	濃度(%)	含量(g)	濃度(%)	濃度(%)
肝臓	0.3	5.1(4)	0.2	0.3
肺	0.2	1.9(1)	0.4	0.5
脾臓	0.16〜0.34	0.5	0.4	0.5
腎臓	0.25〜0.34	0.9(1)	0.3	0.4
心臓	0.09〜0.18	0.6	0.1	0.15
脂肪組織(結締組織)	0.25	31.3(22)	0.06	0.13
副腎	2.6〜15	1.2(1)	3.4	
皮膚	0.3〜0.7	16.0(11)	0.2	0.46
脳・神経系	2.0	32.0(22)	1.5〜4.0	2.4
消化管	0.15	3.8(3)	0.2	0.22
血管	0.25	0.5	0.1	0.18
筋肉	0.1	30.0(21)	0.07	0.08
血液	0.2	10.8(8)	0.1	
骨格	0.01	0.7	0.03	0.08
毛	—	—	1.1	
骨髄	0.25	7.5(5)	0.3	
		計約 143 g		

( )内は総コレステロール量に対するパーセント値
1) Sabine JR : Cholesterol. Marcel Inc., New York, 1977
2) Hollander FD, Chevallier F : *Biochim Biophys Acta* **176**：146, 1969
3) Pertsemlidis D, Kirchman EH, Ahrens EH Jr.: *J Clin Invest* **52**：2368, 1973

(3) 臓器分布

　体内のコレステロール分布を表3-2に示す．ヒトでは，コレステロールは脳・神経系，脂肪組織，筋肉に多く含まれ，これらの臓器で65％を占めている．コレステロール代謝にとって，脳・神経系は重要な臓器として注目される．さらに，単位臓器におけるコレステロール濃度の高い臓器として，脳・神経系と副腎があげられる．コレステロールは，脳・神経系では細胞膜の構成成分として，あるい

はステロイドホルモンの生成の素材に利用されているが，副腎ではステロイドホルモンの生成のために貯蔵されていると考えられる．これらの臓器に次いで，皮膚，血液，肝臓，骨髄，消化管などに比較的多く含まれており，コレステロールがこれらの臓器の機能に関与していることが考えられる．

(4) 細胞膜，リピドラフト

臓器分布で示されているように，コレステロールの機能の1つとして，細胞膜を構成していることがあげられる．各種の生体膜の組成を表3-3に示す．細胞膜は脂質，たんぱく質，糖質などから構成されているが，脂質としてはリン脂質が多く，次いでコレステロールが存在している．ミエリンと原形質膜に比較的コレステロールが多く存在している．

細胞膜のなかでも特にコレステロールが多量に存在している部位があり，シグナル伝達に関与するたんぱく質の動的関係において，またシグナル伝達の開始，またはモジュレーションにおいてプラットホーム的な役割を果している．この部位がリピドラフトあるいはカベオラと呼ばれている．細胞膜の一部にコレステロール，スフィンゴミエリン，グリコ-スフィンゴリピドに富んだ部位があり，これがリピドラフトと呼ばれる(図3-3)．そしてここに種々の酵素たんぱくが結合している．これに接続している細胞膜部分は，主としてホスファチジルコリン，ホスファチジルエタノールアミン，ホスファチジルセリンなどのリン脂質から構成されている．

カベオラとは，図3-3に示すように，フラスコ型をした50～100 nmの膜陥入構造であり，その特徴的な形態とカベオリン1 (caveolin-1)の存在で定義される．血管内皮細胞，平滑筋細胞に豊富に存在している．

コレステロール量の変動がリピドラフトやカベオラの機能に影響

表3-3　各種の生体膜の組成

膜	脂質 たんぱく質 （重量比）	コレステロール リン脂質 （モル比）	主要脂質
動物細胞			
原形質膜（表面膜）	0.5~1.0	0.4~1.0	CH, PC, PS, PE, SPH
ミエリン	3.5~4.0	0.7~1.2	PC, PE, SPH, CH
ゴルジ	~1.2	0.45~0.5	PC, PE, SPH, CH
粗面小胞体	0.2~0.5	0.06~0.1	PC, PE, PI
滑面小胞体	~1.2	0.1~0.2	PC, PE, PI
リソソーム	~0.3	~0.5	PC, PE, SPH, CH
ミトコンドリア外膜	~0.4	0.1~0.2	PC, PE, PI
ミトコンドリア内膜	~0.3	~0.06	PC, PE, DPG
核	0.2~0.6	~0.1	PC, PE, PI
植物細胞，微生物			
クロロプラスト	~0.6	—	GALL, PG, CHL, PC
グラム陽性バクテリア	0.3~0.5	—	PE, DPG
マイコプラズマ	~0.3	—	CH, TG, PG

PC：ホスファチジルコリン，PS：ホスファチジルセリン，PE：ホスファチジルエタノールアミン，PI：ホスファチジルイノシトール，SPH：スフィンゴミエリン，CH：コレステロール，DPG：ジホスファチジルグリセロール，GALL：ガラクト脂質，PG：ホスファチジルグリセロール，CHL：クロロフィル，TG：トリグリセリド
(Robinson GB : Biological Membranes（Parson DS ed）. Clarendon Press, Oxford, p.8, 1975)

し，さまざまな酵素反応が変化する可能性がある．動脈壁の平滑筋細胞を使った実験で，コレステロールを低下させ，細胞膜コレステロールを枯渇させると，カベオラの構造は破壊されるが組織の全体的形態は維持されている．このような状態で，α_1アドレナリン受容体，膜の脱分極などに対する収縮力の反応，イオン恒常性に影響はみられていない．しかし，セロトニン，バソプレシン，エンドセリンに対する反応は50％以上低下した．また，セロトニンに応答した細胞内遊離カルシウム濃度の上昇が減弱した．ここに外因性コレス

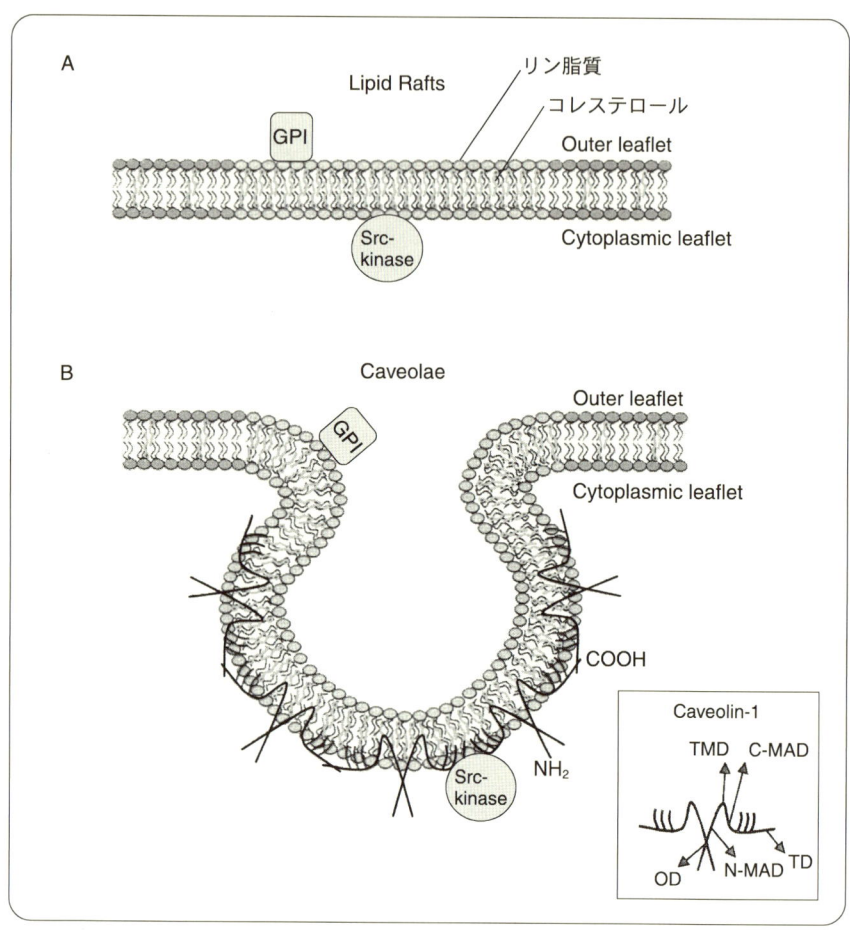

図3-3 リピドラフトとカベオラの構造

テロールを添加することでセロトニンへの反応は回復しており，可逆的であることが観察される．セロトニン作動性シグナル伝達におけるコレステロール依存性の反応は，伝達経路の初期に起こり，カベオラのインテグリティーに依存している[3]．

リピドラフトおよびラフトたんぱく質に起因すると考えられる疾患を表3-4に示す．多くの神経疾患，免疫細胞の関与する疾患，動

表3-4 リピドラフトおよびラフトたんぱく質に起因する疾患

アルツハイマー病	糖尿病
パーキンソン病	変形性関節症
筋ジストロフィー	胃腸性潰瘍
多発ニューロパシー，脱髄疾患	発作性夜間血色素尿
自己免疫疾患，クローン病，ワクチン反応	リソソーム蓄積症
	ニーマン・ピック病
B細胞反応	テイ・サックス病，梅毒ファブリー病，異染性白質萎縮症
T細胞反応	
喘息およびアレルギー反応	Pilzaeus-Merzbacher病
新生物	スクアレンからのコレステロール生合成障害
動脈硬化	穿孔性毒素（ガス壊疽）
高血圧，血行制御	敗血症，敗血性ショック

脈硬化など血管系の疾患，コレステロール代謝の関与する疾患など多くの疾患があげられる．

3 コレステロール代謝

(1) 腸管におけるコレステロール代謝（コレステロールの吸収と胆汁酸）

腸管内には1,200～1,800 mg程度のコレステロールが存在している．食事由来のコレステロールはおよそ300～500 mg，胆汁由来のコレステロールが800～1,300 mg程度で，そのほか脱落細胞などに由来するコレステロールが腸管内に入る．腸管内のコレステロールは50％ほどが吸収され，残りは糞便中に排泄される．

食品中のコレステロールエステルはエステラーゼで加水分解され，遊離コレステロールと脂肪酸に分離される．小腸では胆汁酸，リン脂質，遊離コレステロール，脂肪酸，モノアシルグリセロールの混合ミセルが形成される．ミセルは小腸粘膜細胞表面で拡散バリ

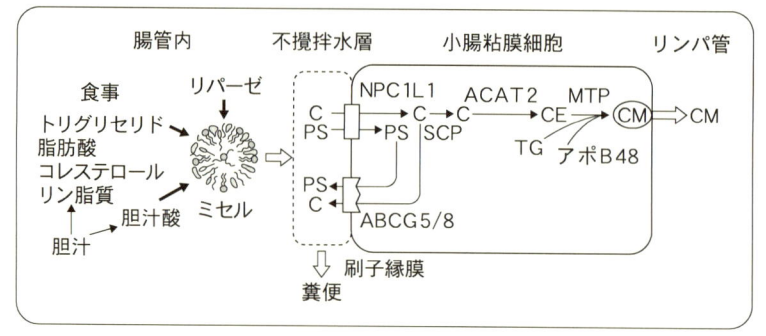

図3-4 腸管におけるコレステロール吸収機構

C：コレステロール，PS：植物ステロール，CE：コレステロールエステル，NPC1LI：ニューマンピックタイプC1様たんぱく質1，ABCG5/8：ATP結合カセットトランスポーターG5/8，MTP：ミクロソーム転送たんぱく質，ACAT2：アシルCoAコレステロールアシル基転移酵素，SCP：ステロール転送たんぱく質

アーを形成する不撹拌水層を通過できるので，刷子縁膜に達して分解され，コレステロールは吸収される(図3-4)．コレステロールの吸収では，ミセルの形成は重要であり，植物ステロールやスタノールは，コレステロールのミセルへの溶解を阻害することによりコレステロールの吸収を抑制する．水溶性食物繊維は，ミセル形成を阻害することでコレステロールの吸収を抑制することが考えられている．

　以前から小腸粘膜細胞にコレステロール輸送担体の存在が想定されていた．スカベンジャーレセプタークラスB1(SR-B1)がコレステロールの取り込みに関与しているとされたこともあるが，現在では否定されている．それに代わってコレステロール輸送担体としてあげられているのがNPC1L1(Nieman-Pick C1-Like1)である．コレステロールとともに植物ステロールもNPC1L1を介して取り込まれるが，植物ステロールの大部分はATP結合カセットトランスポーター(ABC)G5/8から排泄される(図3-4)．ABCG5/8から排出されなかったコレステロールは，ステロール転送たんぱく

質（SCP）により小胞体に運ばれ，アシル CoA コレステロールアシル基転移酵素（ACAT 2）により脂肪酸が結合しコレステロールエステルとなる．

　小腸細胞で生成されたアポ B 48 に，トリグリセリド，リン脂質，コレステロール，コレステロールエステルが結合し，カイロミクロンが形成される．脂質の細胞内転送にミクロソーム転送たんぱく質（MTP）が関与している．カイロミクロンは腸間膜リンパ管に入り，胸管リンパ管を経て静脈系に入る．

(2) 肝臓におけるコレステロール代謝

　肝臓はコレステロール代謝の中心臓器であり，コレステロールの生合成・量の調節，胆汁酸の生成，リポ蛋白の生成・取り込み，リポ蛋白代謝に関係する酵素の生成などを行っている．

　肝臓にはリポ蛋白受容体が存在し，コレステロールを取り込んでいる．主な受容体として，LDL 受容体，カイロミクロンレムナント受容体，SR-B 1，アポ E 受容体などがあげられる（図 3 - 5）．食事由来のコレステロールは，カイロミクロンレムナント受容体から取

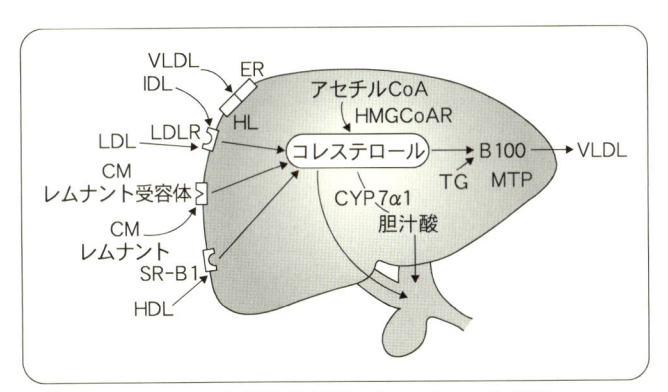

図 3 - 5　肝臓におけるコレステロール代謝
HL：hepatic lipase（HTGL：hepatic triacylglycerol lipase），
ER：アポ E 受容体

り込まれる．HDLのコレステロールエステルはSRB1から取り込まれる．VLDLあるいはIDLは，アポEをリガンドとしてLDL受容体あるいはアポE受容体から取り込まれる．LDLはアポB100をリガンドとしてLDL受容体に結合して取り込まれる．

　肝臓内のコレステロールは，リン脂質，トリグリセリドとともにアポB100に結合し，VLDLを形成し血管内に分泌される．VLDLの生成にMTP(microsomal transfer protein)が関与しており，MTP活性の低下はVLDL生成障害を引き起こす．低コレステロール血症，脂肪肝を特徴とする無βリポ蛋白血症は，MTP遺伝子変異によるものである．また，肝臓内のコレステロールの一部は胆汁酸に変換され胆汁中に分泌される．コレステロールの一部はそのままの形で胆汁中に分泌される．胆汁中に分泌されるコレステロールが多く，リン脂質や胆汁酸が少ない場合にはコレステロール結石ができやすい．

　肝臓はリポ蛋白代謝に関係しているLCAT (lecithin cholesterol acyl-transerase)，CETP(cholesterol ester transfer protein)，HTGL(肝性リパーゼ)などを生成している．

　肝臓におけるコレステロール生合成系は，体内のコレステロール代謝に重要な役割を果している．コレステロール生合成系の律速酵素がHMGCoA還元酵素であり，この酵素の活性阻害薬が降コレステロール薬として広く使われている．コレステロール生合成系の酵素遺伝子に作用し，活性化させる因子としてSREBP-2がある（図3-6）．これに対してSREBP-1cは脂肪酸およびトリグリセリド合成系の酵素遺伝子を活性化する．

　SREBPはLDL受容体遺伝子を活性化して，LDL受容体たんぱくの生成量を増加し，LDLの肝臓内への取り込みを増やし，血中LDLコレステロール値を低下させる．肝臓のLDL受容体に関する遺伝子変異による高コレステロール血症には4型がある．

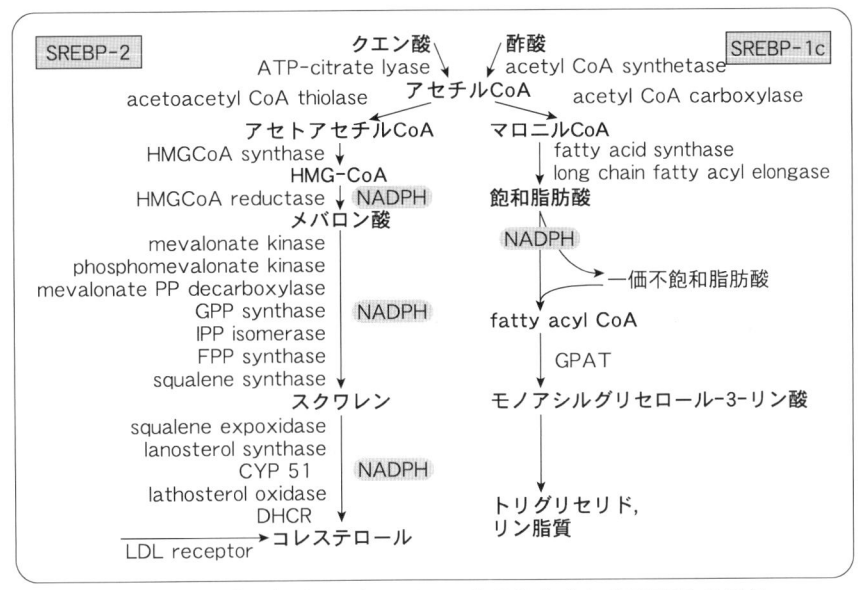

```
SREBP-2                クエン酸     酢酸              SREBP-1c
           ATP-citrate lyase↓  ↓ acetyl CoA synthetase
   acetoacetyl CoA thiolase  アセチルCoA   acetyl CoA carboxylase
                    アセトアセチルCoA   マロニルCoA
         HMGCoA synthase↓       ↓ fatty acid synthase
                    HMG-CoA      long chain fatty acyl elongase
         HMGCoA reductase↓ NADPH   飽和脂肪酸
                    メバロン酸      ↓ NADPH
         mevalonate kinase
         phosphomevalonate kinase        一価不飽和脂肪酸
         mevalonate PP decarboxylase
         GPP synthase    NADPH    fatty acyl CoA
         IPP isomerase
         FPP synthase             ↓ GPAT
         squalene synthase↓
                    スクワレン     モノアシルグリセロール-3-リン酸
         squalene epoxidase
         lanosterol synthase        ↓
         CYP 51         NADPH
         lathosterol oxidase        トリグリセリド,
         DHCR        ↓          リン脂質
         LDL receptor  コレステロール
```

図3-6 肝臓におけるコレステロールの生合成とSREBPの関与

SREBP-2はコレステロール合成系の酵素遺伝子を活性化し,SREBP-1cは脂肪酸およびトリグリセリド合成系の酵素遺伝子を活性化する.
DHCR:7-dehydrocholesterol reductase, FPP:farnesyl diphosphate, GPP:geranylgerangl pyrophosphate synthase, CYP 51:lanosterol 14 α-demethylase, GPAT:glycerol-3-phosphate acyltransferase

　1つはLDL受容体遺伝子変異によるもので,家族性高コレステロール症として知られており,500人に1人の割合で発見されている比較的頻度の高い疾患である.2つめは,LDL受容体に結合するアポB遺伝子変異により,LDLのLDL受容体結合能が低下し,血中にコレステロールが停滞して起こる高コレステロール血症である.頻度は低い.

　3つめは,LDL受容体のインターナリゼーションに関与しているアダプターたんぱくの遺伝子変異によるものである.劣性家族性高コレステロール血症として見出されている.

　4つめは,PCSK 9(protease proprotein convertase subtilisin/kexin

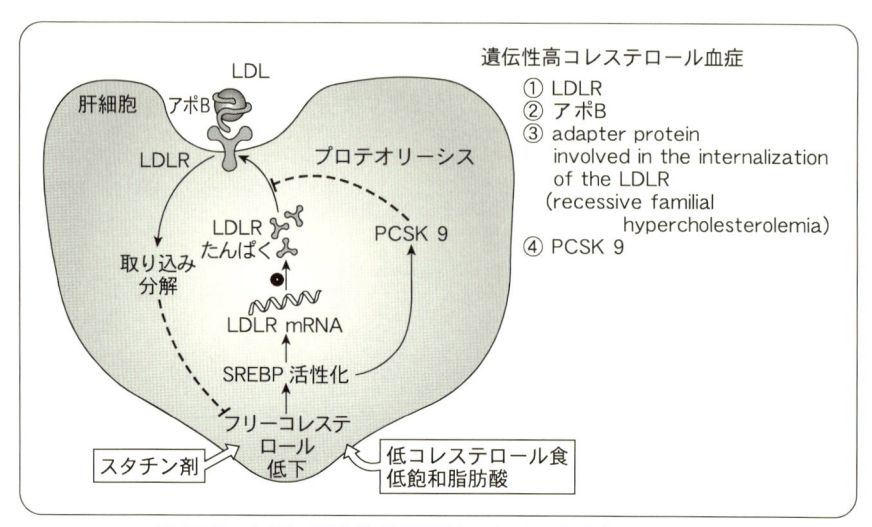

図3-7 LDL受容体発現調節におけるPCSK9の関与
　　　→活性化，----抑制（間接的）
　　　（Tall R：*N Eng J Med* **354**(12)：1310-1312, 2006 を一部改変）

type 9)の関与である．PCSK9は，低コレステロール食により肝臓で活性化されることが知られていた．低コレステロール食や飽和脂肪酸摂取の制限などで，肝臓内のコレステロール量が低下するとSREBPが活性化され，SREBPがPCSK9を活性化するとともに，LDL受容体，コレステロール生合成系を活性化する．PCSK9遺伝子変異はプロテアーゼ活性を高めて，LDL受容体蛋白レベルを低下させて家族性高コレステロール血症を引き起こすと考えられる（図3-7）[4]．PCSK9の遺伝子多型が見出されており，血中LDLコレステロール値と関連していることは注目される．

　肝臓では，種々の転写因子によりコレステロール代謝調節が行われている．コレステロールから胆汁酸への異化に関与する律速酵素がコレステロール7α-水酸化酵素（CYP7A1）である．CYP7A1の発現はLXR（liver X receptor）により亢進する．LXRはコレス

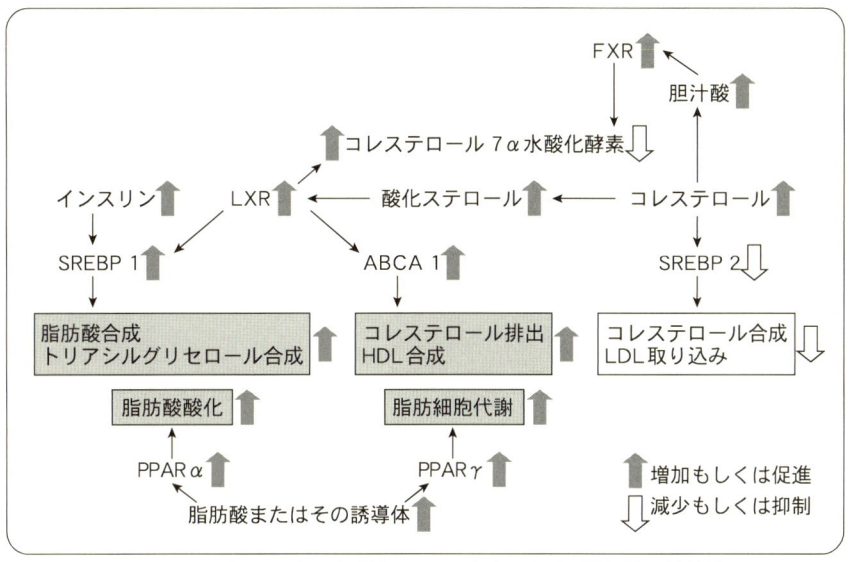

図3-8 脂質による各種転写因子を介した脂質代謝調節機構

テロール逆転送系に大切な，ABCA 1（ATP-binding cassette transporter A 1）の遺伝子発現にも関与している．このLXRはオキシステロールをリガンドとしており，胆汁酸とともにオキシステロールもコレステロール代謝調節に関係している（図3-8）．

オキシステロールは活性酸素，あるいは酵素によりコレステロールから生成される（図3-9）．オキシステロール生成酵素はチトクロームP 450のファミリーで，種々の臓器に存在している．オキシステロールのなかでも，24 S-ヒドロキシコレステロールは最もLXRを活性化する．血中コレステロール値がほぼ正常の健常者で，血漿総コレステロール値と24 S-ヒドロキシコレステロール値との相関をみると，図3-10に示すようによい相関が認められる．ヒトにおける24 S-ヒドロキシコレステロールの臓器分布をみると脳に最も多く（図3-11），脳が主要な24 S-ヒドロキシコレステロールの供給源と

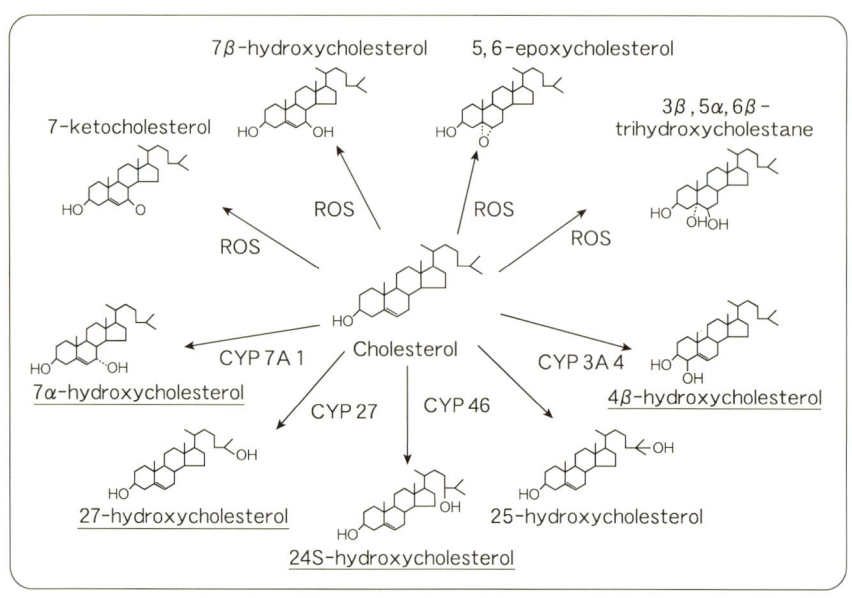

図 3-9　コレステロールから生成される種々のオキシステロール
下線をひいたオキシテロールが量的に多く存在している.

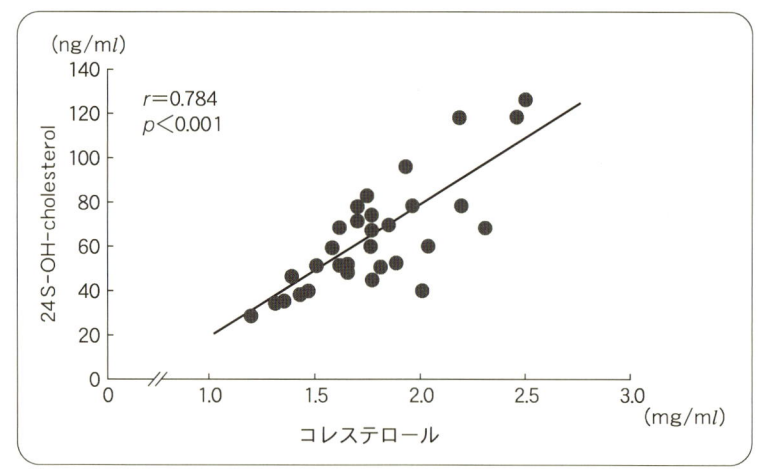

図 3-10　正常コレステロール値の健常者における，血漿コレステロールと 24S-ヒドロキシコレステロールの相関

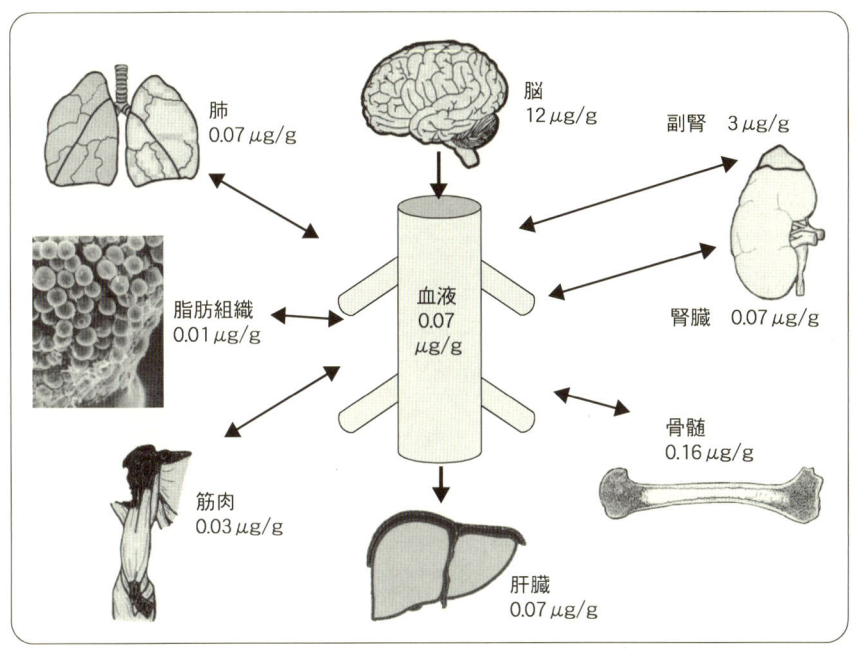

図3-11　ヒトにおける24S-ヒドロキシコレステロール蓄積と流れ

なっている．コレステロールより，オキシステロールのほうが，細胞膜の通過がより速やかであり，オキシステロールはコレステロールの細胞からの排出手段の1つとなっている．核内受容体として，LXRのほかにFXR（farnesoid X receptor）がある．FXRは胆汁酸をリガンドとしている．胆汁酸はFXRを活性化してCYP7A1の発現を抑制する（図3-8）．このようにLXRとFXRの2つの核内受容体は互いに協調してコレステロール代謝調節に作用している．

（3）血管内リポ蛋白代謝

ヒトの脂質代謝を評価するときに，血液を採取して観察することが多いので，血液中におけるリポ蛋白代謝を知ることは大切である（図3-12）．

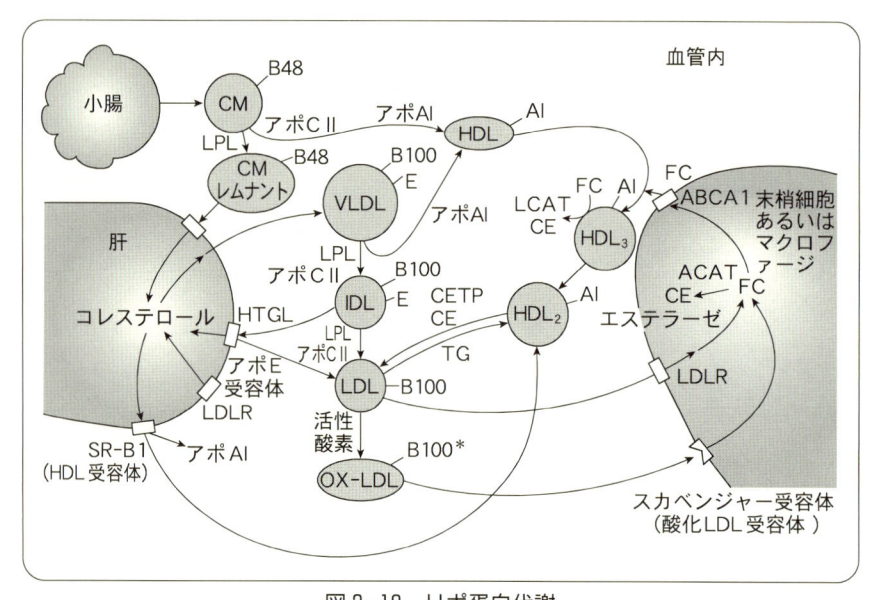

図3-12 リポ蛋白代謝
B 100＊：活性酸素によりたんぱく構造が変化

　小腸でつくられたカイロミクロンは，アポCIIの共存下でリポ蛋白リパーゼ（LPL）の作用を受けてカイロミクロンレムナントになる．カイロミクロンレムナントは主に肝臓に取り込まれる．LPLにより，カイロミクロン中のトリグリセリドが加水分解される間に，表面に存在するアポAIが分離し，HDLの原基ができる．

　肝臓から分泌されたVLDLは，アポCIIの共存下でLPLの作用を受けて，粒子サイズのより小さいIDL（あるいはレムナント粒子）がつくられる．IDLはさらにLPL，あるいは肝臓表面に存在する肝性リパーゼ（HTGL）の作用を受けてLDLに変化する．VLDLの異化の間にアポAIが分離しHDLがつくられるもととなる．LDLはCETP（cholesterol ester transfer protein）の作用で，HDLからコレステロールエステルを受け取り，逆にトリグリセリドを転送する．

　VLDLやIDLの一部はアポEをリガンドとして，アポE受容体

あるいは LDL 受容体から肝臓内やその他の細胞内に取り込まれる．LDL は LDL 受容体を介して細胞内に取り込まれる．その場合にはアポ B 100 をリガンドとしている．LDL が酸化変性されるとアポ B 100 のたんぱく構造が変化して LDL 受容体から取り込まれなくなり，スカベンジャー受容体あるいはその他の酸化 LDL 受容体から取り込まれる．

アポ AI は ABCA 1 を介してリン脂質を受け取り，円盤状の nassent HDL がつくられ，さらにコレステロールを受け取り HDL ができる．HDL では LCAT（lecithin cholesterol acyl-transferase）の作用でコレステロールエステルがつくられ，HDL が完成する．HDL は HDL 受容体を介して細胞内に取り込まれるが，主要なものは SR-B 1 で，主にコレステロールエステルが細胞内に取り込まれ，アポ AI は再び血中に放出される．そのほかの HDL 受容体の役割については明確にされていない．

(4) マクロファージにおけるコレステロール代謝

細胞内に取り込まれたリポ蛋白はリソソームで分解される．コレステロールエステルは酸性リパーゼで遊離コレステロール（FC）と脂肪酸とに加水分解される．遊離コレステロールは ACAT により，コレステロールエステルとなり，細胞内に蓄積される．コレステロールエステルは中性コレステロールエステラーゼにより遊離コレステロールと脂肪酸に分離される．遊離コレステロールは ABCA 1 を介して HDL に取り込まれる．一部はアポ E に取り込まれる．オキシステロールに変換されて，放出されるものもある（図 3-13）．また，コレステロールの一部は ABCG 5/8 を介して分泌され，HDL に取り込まれるものもある．

マクロファージでは，スカベンジャー受容体を介して取り込まれた酸化 LDL 由来のコレステロール，VLDL 受容体あるいはアポ E

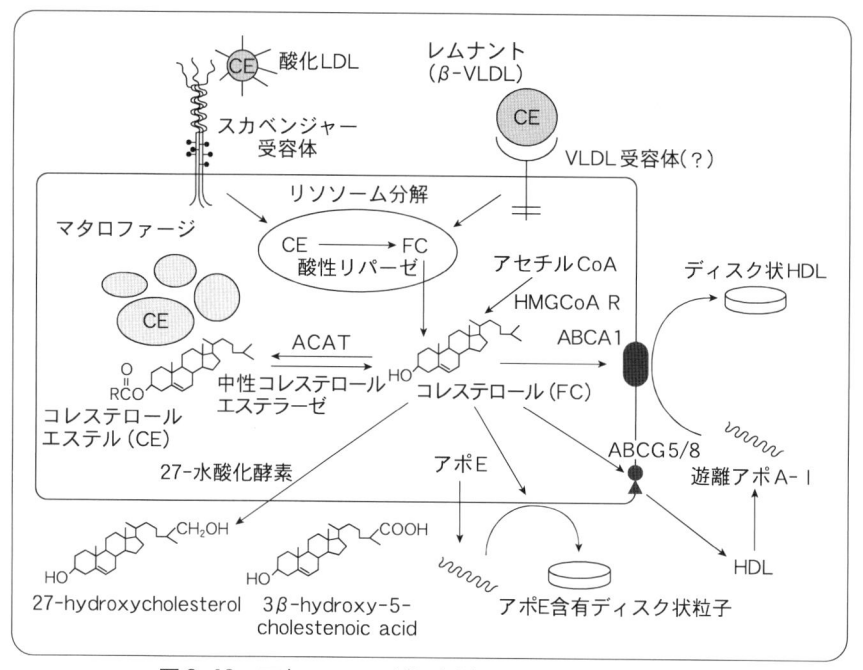

図3-13 マクロファージにおけるコレステロール代謝

受容体を介して取り込まれたレムナント粒子由来のコレステロール，アセチルCoAから合成されたコレステロールが存在している．

動脈内膜のプラークに存在するマクロファージの泡沫細胞化は，動脈硬化病変を増悪させることから，泡沫細胞の形成を抑制する試みがなされている．そこでACAT阻害薬の開発が進められている．ところが，ACAT阻害薬で動脈硬化がかえって促進される可能性が報告され注目されている[5]．遊離コレステロールが一定量以上になると，ACATが遊離コレステロールをコレステロールエステルに変換させて貯蔵形とするが，ACAT活性を抑制すると，増加した遊離コレステロールが細胞毒性に働き，HDLを介するコレステロール逆転送系が働かなくなったと考えられる．

4 コレステロール代謝に影響する食品と食品成分

(1) 食物繊維

　わが国ではこれまで，食物繊維とは，「ヒトの消化酵素で消化されない食物中の難消化性成分の総体」と定義され，難消化性の多糖類やリグニンだけでなく，キチンやキトサンなどの動物性食品起源の成分も包含されてきた．一方，米国では，難消化性オリゴ糖を食物繊維に加えており，欧州連合では食物繊維を非でんぷん性多糖類としており，国によって食物繊維の定義が違っている．日本食物繊維学会では，「ヒトの小腸内で消化・吸収されにくく，消化管を介して健康の維持に役立つ生理作用を発現する食物成分」として「ルミナコイド（luminacoid）」という言葉を食物繊維の代わりに提唱している．

　食物繊維の作用として，血清コレステロール低下，耐糖能改善，排便促進などが観察されている．食物繊維は不溶性と水溶性に分けらる．リグニン，セルロース，一部のヘミセルロースなどの構造繊維類は不溶性であり，ペクチン，ガム，粘液物，一部のヘミセルロースなどのゲルを形成する繊維は水溶性である．不溶性食物繊維は飽和脂肪酸に置き換えて摂取すればコレステロールの低下はみられるが，一般にはコレステロールの低下作用はない．水溶性食物繊維による総コレステロール低下率については，報告者によって大きな違いがあり，オートについては 0～－18％，サイリウムでは 3～－17％，ペクチンでは －5～－16％，グアガムでは 4～－17％などとなっている．

　コントロールをおいた試験 67 のメタ・アナリシスの結果，種々の水溶性食物繊維には総コレステロール，LDL コレステロールを低下させる作用が認められるが，通常に摂取される量では，低下率はわずかであると報告されている[6]．

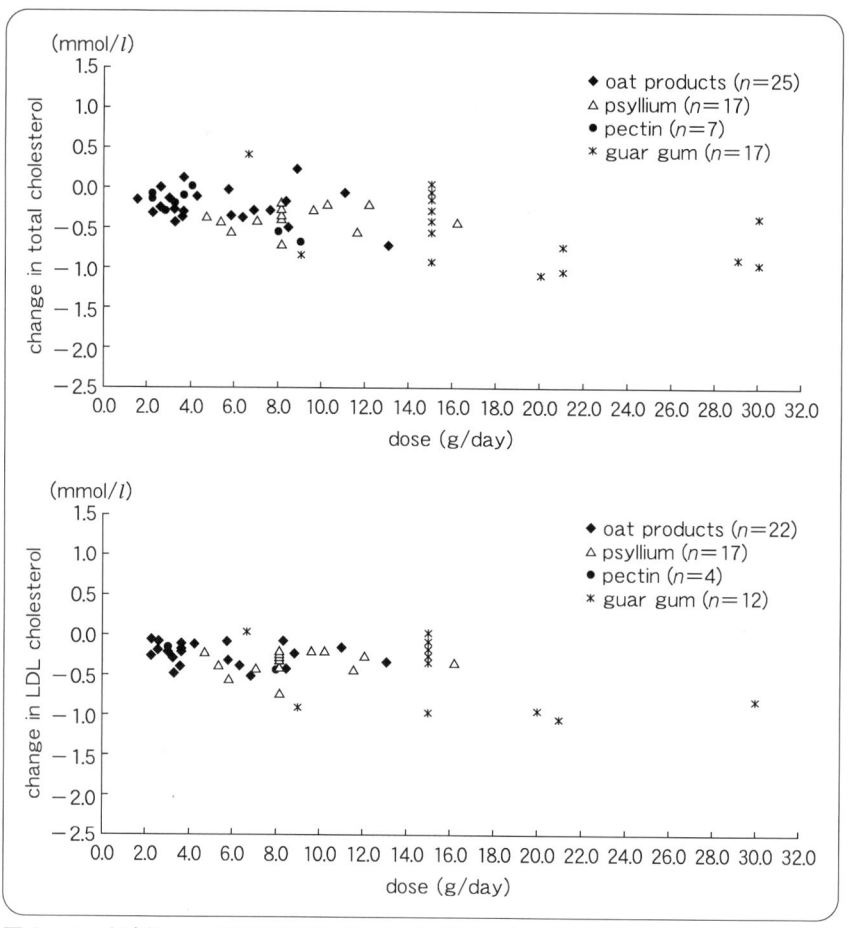

図3-14 水溶性食物繊維摂取量と総コレステロールあるいは LDL コレステロールの変化量

(Brown L, Rosner B, Willett WW, Sacks FM : Cholestrol-lowering effects of dietary fiber ; a meta-analysis. *Am J Clin Nutr* **69** : 36, 1999)

　　オート，サイリウム，ペクチン，グアガムについて，1日の摂取量と総コレステロール，LDL コレステロールの変化量との関係をみると(図3-14)，摂取量の増加に伴って，コレステロールの変化量がわずかに低下している ($p<0.001$).

オート，サイリウム，ペクチン，グアガムの4種類の水溶性食物繊維を摂取したときの，総コレステロール変化の95%信頼限界幅を図3-15に示す．これらの食物繊維については，報告者によって効果に差が認められるが，総合して解析した結果では，有意な低下が観察されている．特にサイリウムは改善がみられたとする報告が大部分である．

(2) 脂肪酸

脂肪酸には飽和脂肪酸，一価不飽和脂肪酸，多価不飽和脂肪酸などがあり，それぞれの脂肪酸はコレステロール代謝に大きな影響を及ぼしている．飽和脂肪酸のなかで，炭素数が8～12までは中鎖脂肪酸（medium chain fatty acid）と呼ばれ，炭素数のより大きい長鎖脂肪酸（long chain fatty acid）と区別される（図3-16）．中鎖脂肪酸はミセル形成なしで吸収され，ほとんどトリグリセリドに組み込まれることなしに門脈に入り，肝臓に取り込まれ，β-酸化を受ける．そのため，食後高脂血症を起こしにくい．

飽和脂肪酸のなかでは，動物性食品に多く含まれているミリスチン酸とパルミチン酸がコレステロール上昇を引き起こすが，ステアリン酸はコレステロール上昇を引き起こさない．そのためステアリン酸は，飽和脂肪酸でも区別して考える必要がある．

食品に含まれている一価不飽和脂肪酸ではオレイン酸が主要なもので，オリーブ油に多いが，肉類の主要な脂肪酸でもある．オレイン酸は体内でステアリン酸からも合成される．オレイン酸はシス型であるが，トランス型の18：1脂肪酸が水素添加してつくられたマーガリンに多く含まれている．このトランス酸はオレイン酸と異なり，コレステロール上昇作用がある[7]．

二重結合が2つ以上含まれている脂肪酸のことを多価不飽和脂肪酸と呼ぶ（図3-16）．生体にとって重要な脂肪酸であり，必須脂肪酸

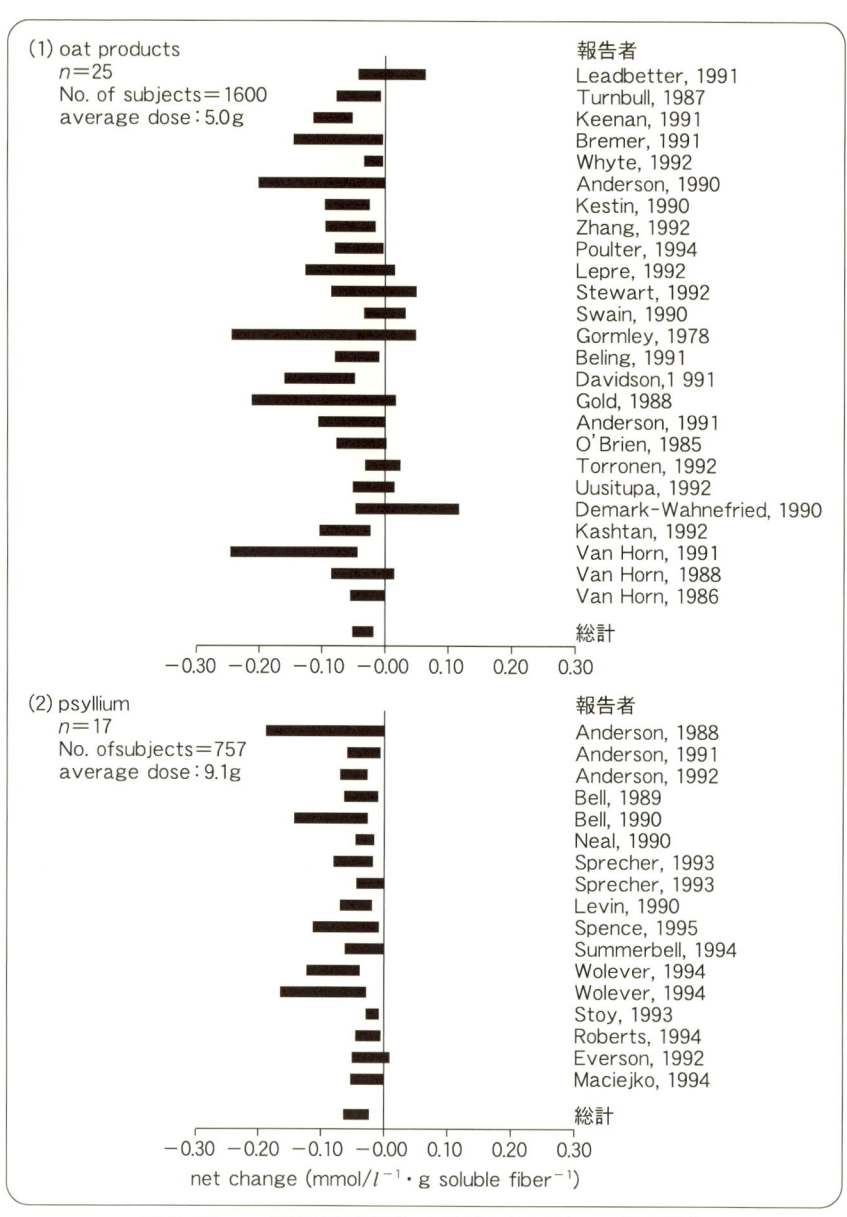

(1) oat products
 $n=25$
 No. of subjects $=1600$
 average dose: 5.0 g

報告者
Leadbetter, 1991
Turnbull, 1987
Keenan, 1991
Bremer, 1991
Whyte, 1992
Anderson, 1990
Kestin, 1990
Zhang, 1992
Poulter, 1994
Lepre, 1992
Stewart, 1992
Swain, 1990
Gormley, 1978
Beling, 1991
Davidson, 1991
Gold, 1988
Anderson, 1991
O'Brien, 1985
Torronen, 1992
Uusitupa, 1992
Demark-Wahnefried, 1990
Kashtan, 1992
Van Horn, 1991
Van Horn, 1988
Van Horn, 1986
総計

−0.30 −0.20 −0.10 −0.00 0.10 0.20 0.30

(2) psyllium
 $n=17$
 No. of subjects $=757$
 average dose: 9.1 g

報告者
Anderson, 1988
Anderson, 1991
Anderson, 1992
Bell, 1989
Bell, 1990
Neal, 1990
Sprecher, 1993
Sprecher, 1993
Levin, 1990
Spence, 1995
Summerbell, 1994
Wolever, 1994
Wolever, 1994
Stoy, 1993
Roberts, 1994
Everson, 1992
Maciejko, 1994
総計

−0.30 −0.20 −0.10 −0.00 0.10 0.20 0.30
net change (mmol/l^{-1} · g soluble fiber^{-1})

図 3-15-a　食物繊維摂取による総コレステロールの変化
95% CI の幅を図に示している．

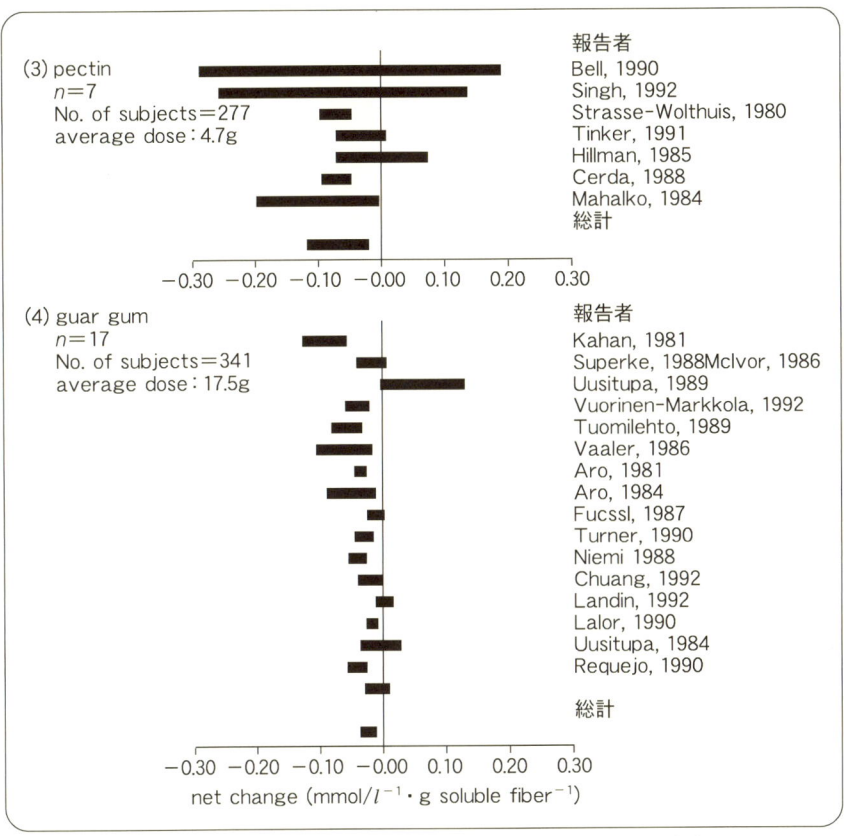

図3-15-b 食物繊維摂取による総コレステロールの変化
95％CIの幅を図に示している．

として食事から摂取しなければならないものに，ω6あるいはn-6系の脂肪酸と，ω3あるいはn-3系の脂肪酸とがある．これらの多価不飽和脂肪酸にはコレステロール低下作用が認められるが，その作用はリノール酸に強く，ω3系脂肪酸はトリグリセリドの低下作用が強い．この両系統の脂肪酸作用に違いが認められる要因の1つに，それから生成されるエイコサノイドの違いがあげられる．

脂肪酸をエネルギーで1％増加した場合の血清総コレステロー

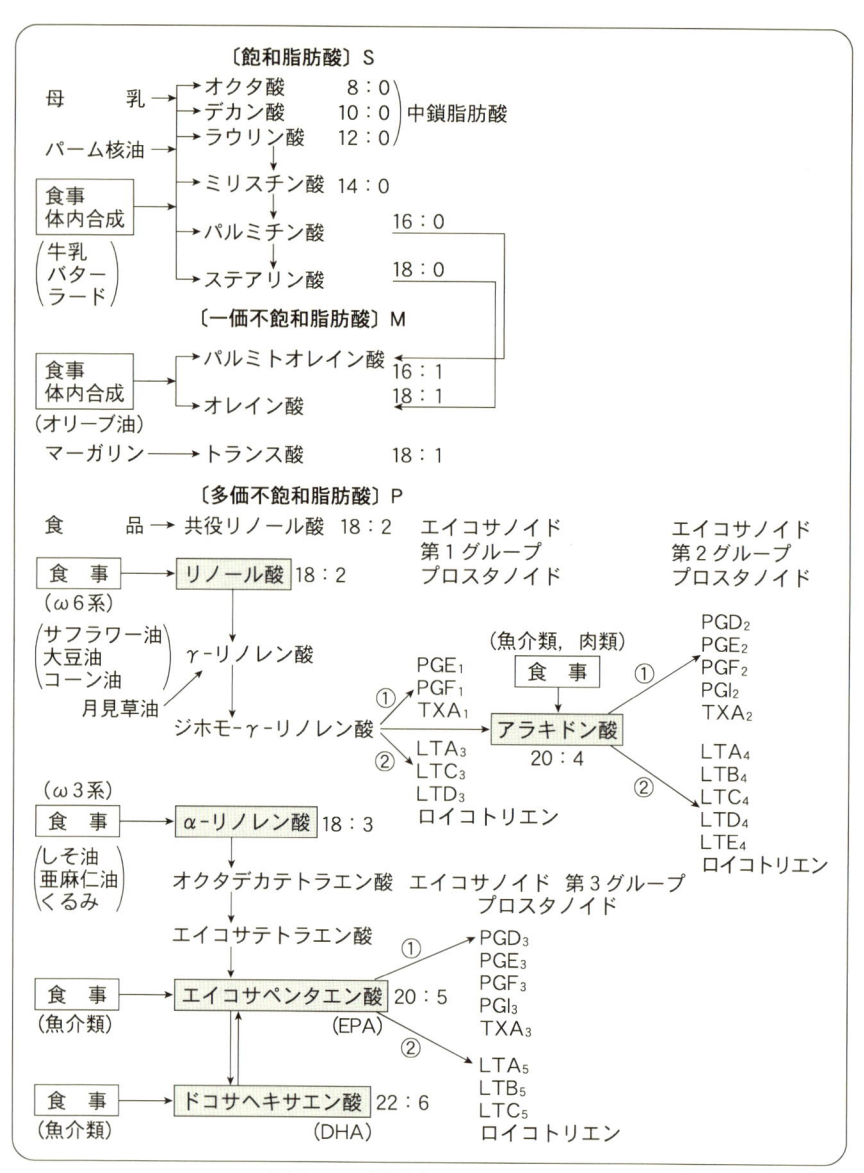

図 3-16　供給食品と脂肪酸代謝
PG：プロスタグランジン，PGI：プロスタサイクリン，TX：トロンボキサン，LT：ロイコトリエン，①シクロオキシゲナーゼ経路，②リポキシゲナーゼ経路

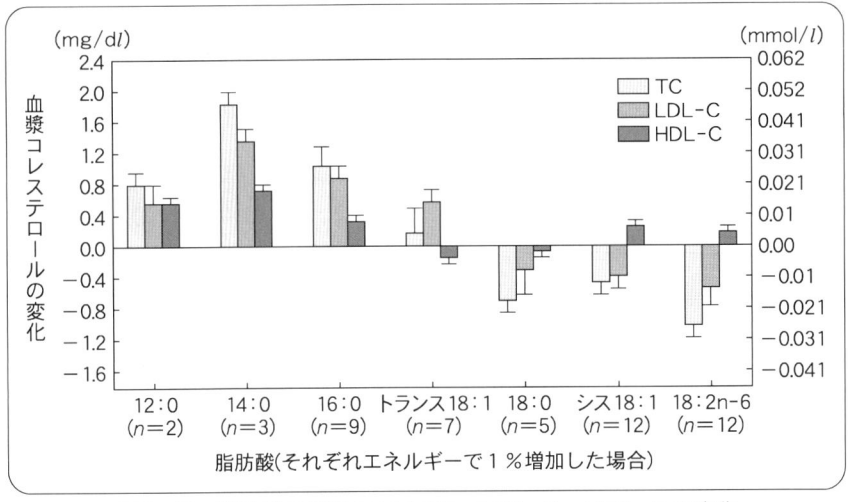

図 3-17 脂肪酸の種類と血清 TC, LDL-C, HDL-C の変化

ル, LDL コレステロール, HDL コレステロールの変化率を図 3-17 に示す. ステアリン酸を除く飽和脂肪酸は総コレステロール, LDL コレステロールを上昇させるが, ステアリン酸は総コレステロール, LDL コレステロールを低下させる. 18：1 脂肪酸は, シス型（オレイン酸）は総コレステロール, LDL コレステロールを低下させ, HDL コレステロールは上昇させる. これに対してトランス型は逆の変化を表す.

平均的なアメリカの食事で, 摂取エネルギーの 10 ％を炭水化物あるいは特定の油脂食品に置き換えて摂取した場合の総コレステロールと HDL コレステロール比の変化量を比較すると, 図 3-18 に示すように, 炭水化物, バター, ショートニング, 固形マーガリンなどで上昇し, ナタネ油, 大豆油, オリーブ油, マヨネーズなどでは低下している.

これまでに, 各種脂肪酸やコレステロールを負荷し, 血清コレステロールの変化量を求め, 数式化する試みがなされている. これら

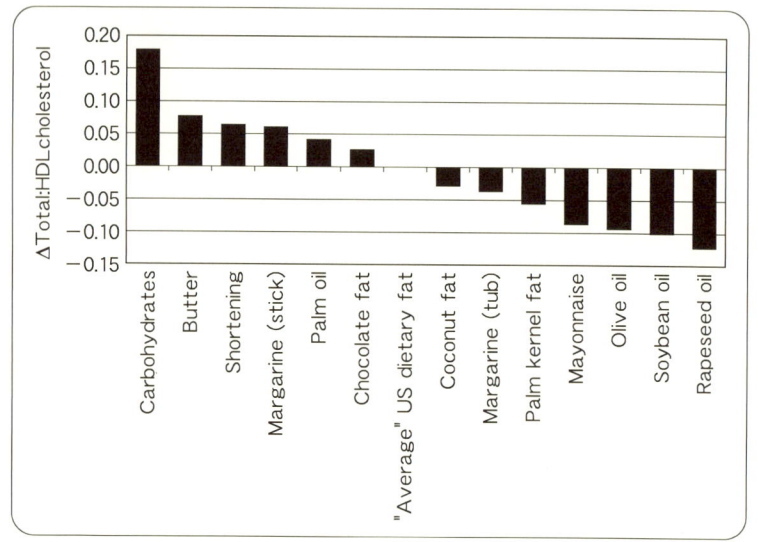

図3-18 平均的アメリカ食のエネルギー10％を炭水化物あるいは油脂食品におきかえて摂取したときの総コレステロール：HDLコレステロール比の変化

(Mensink PR, Zock PL, Kester AD, Katan MB : Effects of dietary fatty acids and carbohydrates on the ratio of serum total to HDL cholesterol and on serum lipids and apolipoproteins ; a meta-analysis of 60 controlled trials. *Am J Clin Nutr* **77**：1146-1155, 2003)

は食事と，血清コレステロール反応の解析に応用されてきた．代表的な反応式として表3-5～7に示す，Keysらの反応式（1965），Hegstedらの反応式（1965），MensinkとKatanの反応式（1992），Hegstedらの反応式（1993），Yuらの式（1995），Mullerらの式（2001）などがある．

（3） 植物ステロール，スタノール

大豆ステロールに血清コレステロール低下作用が認められてから50年以上経過した．大豆ステロール中にはβ-シトステロール，カンペステロールなど植物性ステロールが含まれており，これがコレス

表3-5　食事脂肪酸とコレステロールによる血清コレステロール，リポ蛋白の反応式

> Keys らの反応式
> $\Delta TC = 1.35\,(2\Delta S - \Delta P) + 1.52\,\Delta Z$
> Hegsted らの反応式
> $\Delta TC = 2.16\,\Delta S - 1.65\,\Delta P + 0.067\,\Delta C - 0.53$

ΔTC：血清総コレステロール変化量(mg/dl，非SI系)，ΔS：飽和脂肪酸由来の1日当たりエネルギー変化(％)，ΔP：高度不飽和脂肪酸由来の1日当たりエネルギー変化(％)，ΔZ：1日当たり食事コレステロールの平方根の変化量(mg/1,000 kcal)，ΔC：コレステロール値の変化量：mg/日またはmg/1,000 kcal（非SI系）

表3-6　食事脂肪酸とコレステロールによる血清コレステロール，リポ蛋白の反応式

> Mensink と Katan の反応式
> $\Delta TC = 1.51\,\Delta S - 0.12\,\Delta M - 0.60\,\Delta P$
> $\Delta LDL\text{-}C = 1.28\,\Delta S - 0.24\,\Delta M - 0.55\,\Delta P$
> $\Delta HDL\text{-}C = 0.47\,\Delta S - 0.34\,\Delta M - 0.28\,\Delta P$
> Hegsted らの反応式
> $\Delta TC = 2.10\,\Delta S - 1.16\,\Delta P - 0.067\,\Delta C$
> $\Delta LDL\text{-}C = 1.74\,\Delta S - 0.77\,\Delta P - 0.044\,\Delta C$
> $\Delta HDL\text{-}C = 0.43\,\Delta S + 0.10\,\Delta M + 0.022\,\Delta P + 0.043\,\Delta C$

ΔTC：血清総コレステロール変化量(mg/dl，非SI系)，$\Delta LDL\text{-}C$：LDLコレステロール変化量(mg/dl，非SI系)，$\Delta HDL\text{-}C$：HDLコレステロール変化量(mg/dl，非SI系)，ΔS：飽和脂肪酸由来の1日当たりエネルギー変化(％)，ΔM：1価不飽和脂肪酸由来の1日当たりエネルギー変化(％)，ΔP：高度不飽和脂肪酸由来の1日当たりエネルギー変化(％)，ΔC：コレステロール値の変化量：mg/日またはmg/1,000 kcal（非SI系）

テロールの吸収を阻害し，血清コレステロール低下をもたらすことが明らかになった．植物ステロールは腸管内でミセルの形成に際して，コレステロールに代わって入り，コレステロールの一部が除外されて吸収が抑制される可能性が考えられる．植物ステロールは高コレステロール血症の治療薬として開発されたが，作用が弱くそれに代わって現在ではHMGCoA還元酵素阻害薬などより強力な薬

表3-7　食事脂肪酸の血清コレステロール値に及ぼす影響

```
Yu らの式：C 値は mg/dl，脂肪酸摂取量はエネルギー％
  ΔTC＝2.02Δ12：0−16：0−0.03Δ18：0−0.48ΔM−0.96ΔP
  ΔLDL-C＝1.46Δ12：0−16：0＋0.07Δ18：0−0.69ΔM−0.96ΔP
  ΔHDL-C＝0.62Δ12：0−16：0−0.06Δ18：0＋0.39ΔM＋0.24ΔP
メタアナリシス（Muller らの式）：TC 値は mmol/l，エネルギー％
  ΔTC＝0.01Δ12：0＋0.12Δ14：0＋0.057Δ16：0＋0.039Δトランス F
       ＋0.031ΔトランスV−0.0044Δ18：1−0.017Δ18：2−18：3
  ΔLDL-C＝0.01Δ12：0＋0.071Δ14：0＋0.047Δ16：0.043Δトランス F
         ＋0.025ΔトランスV−0.0044Δ18：1−0.017Δ18：2−18：3
トランス V は部分的水素添加大豆油，トランス F は部分的水素添加魚油
```

ΔTC：血清総コレステロール変化量(mg/dl，非 SI 系)，ΔLDL-C：LDL コテステロール変化量(mg/dl，非 SI 系)，ΔHDL-C：HDL コテステロール変化量(mg/dl，非 SI 系)，ΔS：飽和脂肪酸由来の 1 日当たりエネルギー変化(％)，ΔM：1 価不飽和脂肪酸由来の 1 日当たりエネルギー変化（％），ΔP：高度不飽和脂肪酸由来の 1 日当たりエネルギー変化（％）

剤が治療薬として用いられている．

　一方，植物ステロールは食品として利用されるようになってきた．健常男性 12 人を対象に，クロスオーバー法で植物ステロールを含有するマヨネーズで血清コレステロール値に及ぼす影響について観察した(図3-19)[8]．2 週間にわたり，ジアシルグリセロール 10 g，あるいはトリアシルグリセロール 10 g 中に植物ステロールを 500 mg 含有しているマヨネーズを 1 日 20 g 摂取させた．その結果，総コレステロール値はジアシルグリセロールに溶解したマヨネーズのほうが有意なコレステロール低下が認められた．この違いはわずかではあるが，植物ステロールの溶解性の違いも一因と考えられる．

　シトスタノールもシトステロールと同様に，コレステロール吸収抑制作用が認められている．シトスタノールの粉末を 1 g 摂取したときのコレステロール吸収抑制は 11.3±7.4 ％にすぎないが，レシチンミセルにシトスタノールを溶解した場合には，700 mg で 36.7 ％±4.2 ％抑制し，300 mg でも 34.4±5.8 ％抑制している．シトス

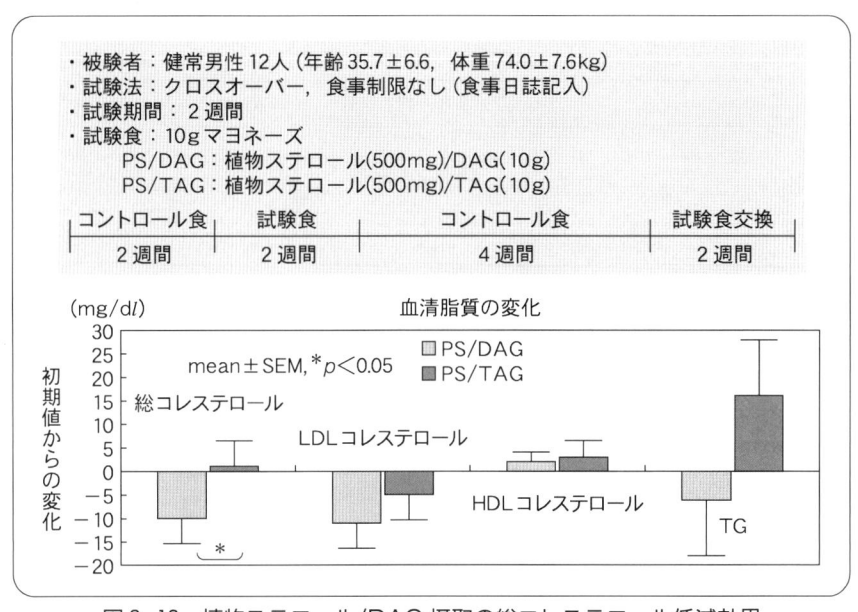

- 被験者：健常男性 12 人（年齢 35.7±6.6，体重 74.0±7.6kg）
- 試験法：クロスオーバー，食事制限なし（食事日誌記入）
- 試験期間：2 週間
- 試験食：10g マヨネーズ
  - PS/DAG：植物ステロール(500mg)/DAG(10g)
  - PS/TAG：植物ステロール(500mg)/TAG(10g)

コントロール食	試験食	コントロール食	試験食交換
2 週間	2 週間	4 週間	2 週間

図 3-19　植物ステロール/DAG 摂取の総コレステロール低減効果
(Meguro S, Higashi K, Hase T, Honda Y, Otsuka A, Tokimitsu I, Itakura H : Solubilization of phytosterols in diacylglycerol versus triacylglycerol the serum cholesterol-lowring effect. *Eur J Clin Nutr* 55：513-517, 2001)

タノールの油相への溶解性が，胆汁酸とミセル形成に関係している可能性が考えられる．

　植物ステロール含有量の違う 3 種類のマヨネーズを用いて，血清コレステロールに及ぼす影響を，92 人の被験者を表 3-8 に示す各食事群に分け，それぞれのマヨネーズを毎日 15g ずつ 4 週間摂取させ，血中コレステロール値の変動を観察した[9]．そのときの総コレステロール値の変動を図 3-20 に示す．総コレステロール値はマヨネーズ L 群，M 群，H 群で初期値より有意に低下がみられたが，群間では有意差がなかった．マヨネーズ H 群が最も大きな低下傾向が観察された．植物ステロール含有マヨネーズの LDL コレステロールに及ぼす影響を図 3-21 に示す．LDL コレステロールは摂取 2 週間後

表3-8 試験マヨネーズの栄養成分組成と植物ステロールエステル量の分析値

(1日の摂取量当たり)

項目（単位）	マヨネーズL	マヨネーズM	マヨネーズH	対照
熱量（kcal）	110	110	110	110
水分（g）	2.6	2.6	2.7	2.6
たんぱく質（g）	0.24	0.24	0.23	0.24
脂質（g）	11	11	11	11
灰分（g）	0.29	0.29	0.27	0.29
炭水化物（g）	0.45	0.41	0.32	0.41
ナトリウム（mg）	100	100	100	100
食塩相当量（g）	0.26	0.26	0.26	0.26
植物ステロールエステル量（mg）	440	870	1,290	70

(石崎太一・他：植物ステロールエステル含有マヨネーズが境界域および軽度高脂血症者の血中コレステロールに及ぼす影響．健康・栄養食品研究 6：3，2003)

では，マヨネーズH群で初期値より有意な低下と，対象群に対しても有意な低下が認められた．摂取4週間後ではマヨネーズM群，H群で対象群に対して有意な低下が観察された．植物ステロールエステルの1日摂取量が440 mgでは効果がやや弱いようであった[9]．

（4） たんぱく質

　動物実験では，カゼイン食に対して大豆たんぱく質摂取群では血中コレステロール値が低下していることが広く確認されている．これに対してヒトを対象とした試験では一定した結果ではなく，大豆たんぱく質が血清コレステロール値を低下させたとする報告と，有意差がなかったとする報告がある．大豆たんぱく質摂取による血清脂質に及ぼす影響に関する報告では，総コレステロール値，LDLコレステロール値，トリグリセリド値に対し大豆たんぱく質の低下効果が有意であるとされる[10]．

　メタ・アナリシスの結果，大豆たんぱく質は平均47 g摂取されている．総コレステロール値は9％平均23.2 mg/dl(13.5～32.9)低下

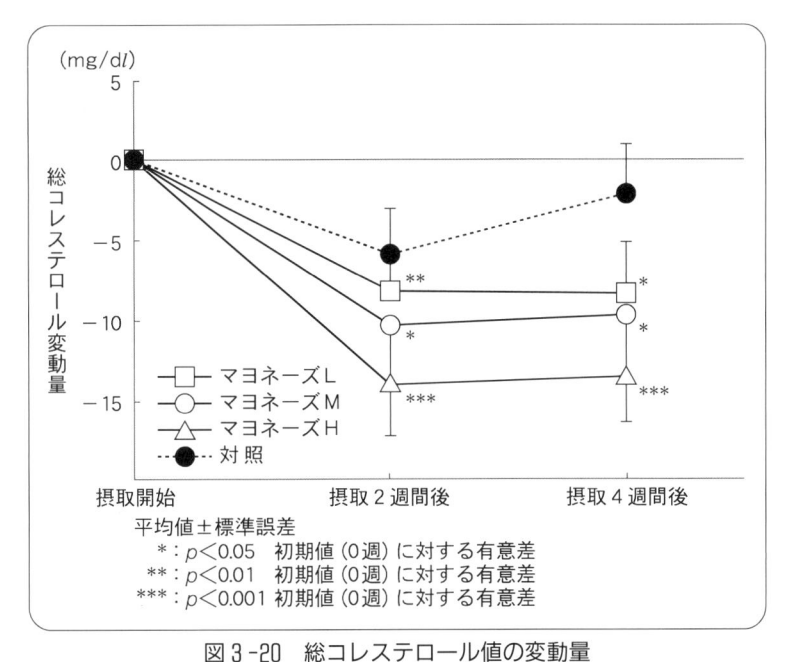

図 3-20　総コレステロール値の変動量
(石崎太一・他：植物ステロールエステル含有マヨネーズが境界域および軽度高脂血症者の血中コレステロールに及ぼす影響. 健康・栄養食品研究 6：9, 2003)

し，LDL コレステロールは 12.9 ％平均 21.7 mg/dl (11.2～31.7) 低下，トリグリセリドは 10.5 ％平均 13.3 mg/dl (0.3～25.7) の低下であった（表 3-9）[11]．大豆たんぱく質摂取について観察した 31 の臨床試験の結果を図 3-22 に示す．

　大豆たんぱく質にはイソフラボンが含まれており，イソフラボンの影響によるものか疑問がもたれている．イソフラボンの量が示されている試験で血清脂質に及ぼす影響についてメタ・アナリシスが行われている（表 3-10）[11]．血清総コレステロール値は 3.77 ％低下，LDL コレステロール値は 5.25 ％低下，トリグリセリドは 7.27 ％低下，HDL コレステロール値は 3.03 ％上昇し，これらは有意であった．総コレステロールおよび LDL コレステロールへの効果は，女性

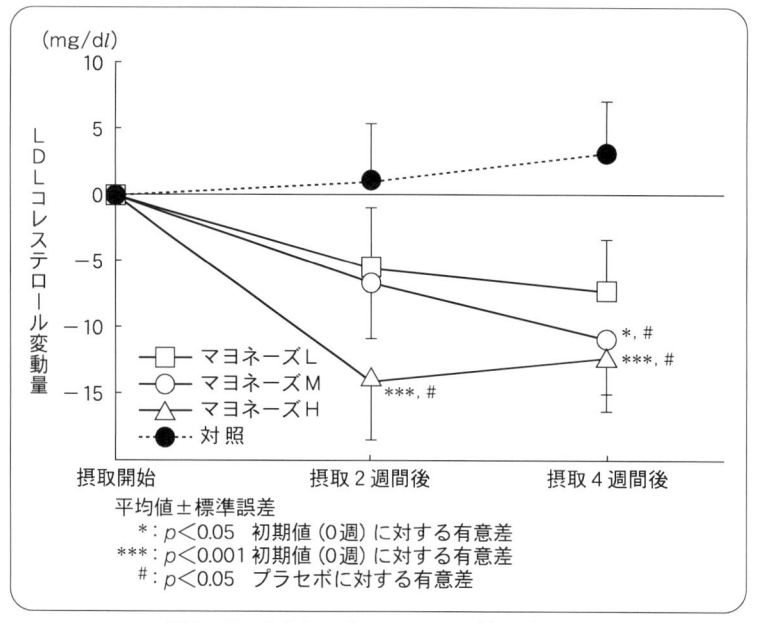

図3-21 LDLコレステロール値の変動量

(石崎太一・他:植物ステロールエステル含有マヨネーズが境界域および軽度高脂血症者の血中コレステロールに及ぼす影響. 健康・栄養食品研究 6:9, 2003)

グラフ凡例:
- マヨネーズL
- マヨネーズM
- マヨネーズH
- 対照

平均値±標準誤差
*: $p<0.05$ 初期値(0週)に対する有意差
***: $p<0.001$ 初期値(0週)に対する有意差
#: $p<0.05$ プラセボに対する有意差

表3-9 大豆たんぱく質摂取群の変化量

INDEX	No. OF STUDIES	No. OF SUBJECTS	CHANGE (mg/dl)†	95% CI	PERCENT CHANGE
Total cholesterol	38	730	−23.2	−32.9 to −13.5	−9.3
LDL cholesterol	31	564	−21.7	−31.7 to −11.2	−12.9
HDL cholesterol	30	551	+1.2	−3.1 to +5.4	+2.4
VLDL cholesterol	20	255	−0.4	−4.6 to +3.9	−2.6
Triglycerides	30	628	−13.3	−25.7 to −0.3	−10.5

＊: Net change is expressed as the change during the soy-containing diet minus the change during the control diet. VLDL denotes very-low-density lipoprotein, and CI confidence interval.

†: To convert values for cholesterol to millimoles per liter, multiply by 0.02586; to convert values for triglycerides to millimoles per liter, multiply by 0.01129.

(Zhan S, Ho SC : Meta-analysis of the effects of soy protein containing isoflavones on the lipid profile. *Am J Clin Nutr* **81** : 397-408, 2005)

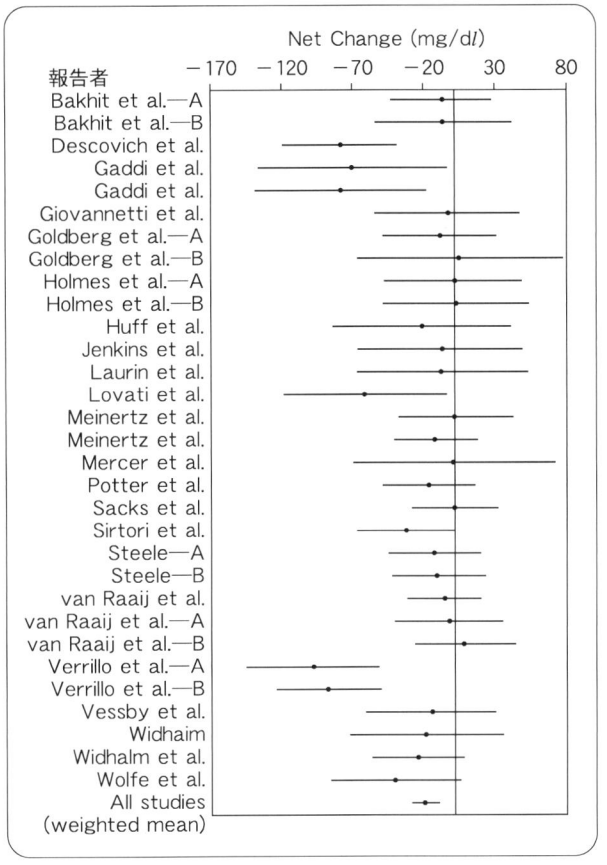

図3-22 大豆たんぱく質摂取によるLDLコレステロール値の変化量

総症例数564人，95％信頼区間を示す．
(Zhan S, Ho SC : Meta-analysis of the effects of soy protein containing isoflavones on the lipid profile. *Am J Clin Nutr* **81** : 397-408, 2005)

より男性でより大きかった．大豆たんぱく質に含まれるイソフラボンの1日当たりの摂取量は，80 mg以上で血清脂質プロフィールによい影響が認められている．イソフラボンを抽出して錠剤として摂取しても，有意なコレステロールの低下は認められない．血清脂質

表3-10 イソフラボンを含有する大豆たんぱく質の血清脂質に及ぼす影響に関するメタ・アナリシスの結果

Variables	No. of comparisons n	Sample size n	Net change (95％CI) mmol/l	Percentage change ％	p	Test of heterogeneity P
Total cholesterol	34	1833	−0.22 (−0.29, −0.16)	−3.77	<0.0001	0.29
HDL cholesterol	33	1788	0.04 (0.00, 0.07)	3.03	0.04	0.0081
LDL cholesterol	33	1749	−0.21 (−0.30, −0.13)	−5.25	<0.0001	0.011
Triacylglycerol	33	1788	−0.10 (−0.16, −0.05)	−7.27	0.0004	0.75

(Zhan S, Ho SC : Meta-analysis of the effects of soy protein containing isoflavones on the lipid profile. *Am J Clin Nutr* 81 : 397-408, 2005)

改善を目標として,イソフラボンのサプリメントを摂取することの意義は認められない.また癌の予防効果もまだ証明されておらず,更年期の骨塩量の減少を抑制する効果もまだ不十分であり,イソフラボンのサプリメントは推奨できないとされる[12].

(5) 鶏 卵

コレステロール摂取量と血清コレステロール値との関係について,われわれは健康診断受診者を対象に調査をした.血清総コレステロール値が220 mg/dl以上の高コレステロール血症10人では,3日間の食事調査による1日平均コレステロール摂取量と血清総コレステロール値との間に有意な相関が認められた(図3-23).1日のコレステロール摂取量をXとすると,血清総コレステロール値Yは次式で表される.

$$Y = 166.5 + 0.186 X \quad (r = 0.721)$$

これまでに表3-5のHegstedらの式でも示されているように,コレステロール摂取量が増加すると,血中のコレステロール値が上

・摂取コレステロール　300mg/日以上
・血清TC値　220mg/dl以上

$Y = 166.5 + 0.186 X$　　$r = 0.721$, $SEE = 13.6$, $N = 10$

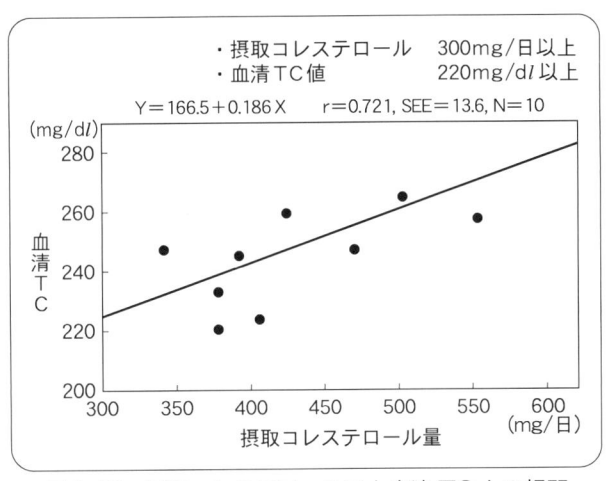

図3-23　摂取コレステロール量と血清TCとの相関

昇することは広く観察されている．ただ，その上昇の程度は，食品中に含まれている脂肪酸などによっても異なる．そのため日本人での食事に対する影響を調査することが必要である．

日本人を対象に卵の摂取量と，血清コレステロール値の関係および死亡率との関係について大規模疫学的に調査した結果が報告されている[13]．ここでは30歳以上の日本人を対象に食事調査を行い，5,180人の女性と4,077人の男性を14年間にわたり追跡調査した．卵の摂取量を5段階（≧2個/日，1個/日，1個/2日，1〜2個/週，まれ）に分けている．卵の摂取量別に，血清総コレステロール値を比較してみると，女性では1日2個以上摂取している群で有意に高く，そのほかの群では差がみられない（表3-11）．これに対して男性では卵の摂取量と，血清総コレステロール値との間で関連はみられていない．

14年間の追跡調査による総死亡，脳卒中死，虚血性心疾患死の相対リスクをみると，女性では，1週間に1〜2個の卵を摂取している群で総死亡の相対リスクが低く，男性では卵の摂取と死亡リスクとの関連は明確ではなかった（表3-12）．

表3-11 卵摂取量と総コレステロール値，血糖値，クレアチニン値および血圧との関係

Baseline characteristics statified by egg consumption among 5,186 women and 4,077 men with data in the NIPPON DATA 80 database[1]

Sex and characteristic	Egg consumption					$p^{2)}$
	≥2/day	1/day	1/2 day	1~2/wk	Seldom	
Women						
n	69	1,393	1,667	1,742	315	
TCH (mmol/l)	5.23±0.99[3]	4.97±0.87	4.86±0.84	4.85±0.88	4.94±1.01	<0.0001
aTCH (mmol/l)[4]	5.11±0.10	4.98±0.02	4.89±0.02	4.83±0.02	4.84±0.05	<0.0001
Glucose (mmol/l)	7.39±1.78	6.67±1.83	7.11±1.83	7.22±1.94	7.28±1.94	0.19
Creatinine (μmol/l)	78.7±12.4	74.3±11.5	74.3±11.5	75.1±21.2	76.9±15.0	0.012
SBP (mmHg)	139±21	133±21	132±21	135±22	140±24	<0.0001
DBP (mmHg)	83±12	79±12	79±12	80±12	81±12	<0.0001
Men						
n	149	1,364	1,216	1,204	144	
TCH (mmol/l)	4.73±0.84	4.77±0.83	4.78±0.83	4.77±0.86	4.77±0.94	0.98
aTCH (mmol/l)[4]	4.76±0.07	4.78±0.02	4.78±0.02	4.76±0.02	4.79±0.07	0.98
Glucose (mmol/l)	7.28±1.89	7.28±1.89	7.22±2.11	7.33±2.44	7.11±1.72	0.0097
Creatinine (μmol/l)	90.2±14.1	93.7±26.5	93.7±23.0	93.7±15.0	95.5±16.8	0.20
SBP (mmHg)	139±21	139±20	137±20	139±22	142±22	0.54
DBP (mmHg)	84±12	84±12	83±12	84±12	84±13	0.38

1) NIPPON DATA 80, National Integrated Project for Prospective Observation of Non-communicable Disease And its Trends in the Aged, 1980. TCH: total cholesterol, aTCH: age-adjusted total cholesterol, SBP: systolic blood pressure, DBP: diastolic blood pressure.
2) Chi-square test for dichotomous variables and ANOVA for continuous variables except aTCH, for which ANCOVA was used.
3) $\bar{x}$±SD (all such values unless indicated otherwise).
4) $\bar{x}$±SE.

(Nakamura Y, Okamura T, Tamaki S, Kadowaki T, Hayakawa T, Kita Y, Okayama A, Ueshima H; NIPPON DATA 80 research group: Egg consumption, serum cholesterol, and cause-specific and all-cause mortality; the National Intergrated Project for Prospective Observation of Non-communicable Disease and Its Trends in the Aged, 1980 (NIPPON DATA 80). *Am J Clin Nutr* **80**: 58-63, 2004)

表 3-12-a 卵摂取量と死亡の相対リスク（女性）

Relative risks and 95 % CIs of outcomes by egg consumption category in Cox analyses of women with data in the NIPPON DATA 80 database[1]

	Egg consumption					p for trend
	≧2/day (n=69)	1/day (n=1,393)	1/2 day (n=1,667)	1～2/wk (n=1,742)	Seldom (n=315)	
Age adjusted						
All-cause death	1.57 (0.89, 2.76)	1	1.0 (0.81, 1.23)	0.82 (0.66, 1.01)	0.99 (0.74, 1.33)	0.02
p	0.12		0.97	0.06	0.93	
Stroke death	1.51 (0.36, 6.33)	1	1.42 (0.88, 2.30)	0.85 (0.51, 1.41)	0.76 (0.35, 1.66)	0.18
IHD death	1.68 (0.22, 12.9)	1	0.82 (0.36, 1.88)	0.76 (0.34, 1.66)	1.70 (0.70, 4.14)	0.90
Cancer death	2.19 (0.87, 5.53)	1	0.97 (0.64, 1.48)	0.84 (0.55, 1.27)	1.18 (0.65, 2.12)	0.10
Multivariate adjusted[2]						
All-cause death	1.48 (0.84, 2.61)	1	1.0 (0.81, 1.24)	0.78 (0.63, 0.96)	0.97 (0.72, 1.32)	0.02
p	0.17		0.98	0.02	0.86	
Stroke death	1.22 (0.29, 5.17)	1	1.46 (0.89, 2.4)	0.79 (0.47, 1.33)	0.78 (0.35, 1.73)	0.23
IHD death	1.27 (0.16, 9.80)	1	0.78 (0.35, 1.82)	0.64 (0.28, 1.44)	1.42 (0.56, 3.62)	0.71
Cancer death	2.36 (0.93, 5.98)	1	0.93 (0.61, 1.41)	0.76 (0.52, 1.20)	1.18 (0.65, 2.12)	0.06

1) NIPPON DATA 80, National Integrated Progect for Prospective Observation of Non-communicable Disease And its Trends in the Aged, 1980. IHD : ischemic heart disease.
2) Age, serum cratinine, total cholesterol, blood glucose, BMI, systolic and diastolic blood pressures, use of blood pressure-lowering drugs, cigarette smoking, and alcohol intake were entered as covariates for multivariate analyses.

(Nakamura Y, Okamura T, Tamaki S, Kadowaki T, Hayakawa T, Kita Y, Okayama A, Ueshima H ; NIPPON DATA 80 research group : Egg consumption, serum cholesterol, and cause-specific and all-cause mortality ; the National Intergrated Project for Prospective Observation of Non-communicable Disease and Its Trends in the Aged, 1980（NIPPON DATA 80）. *Am J Clin Nutr* **80** : 58-63, 2004)

表 3-12-b 卵摂取量と死亡の相対リスク（男性）

Relative risks and 95 % CIs of outcomes by egg consumption in Cox analyses of men with data in the NIPPON DATA 80 database[1]

	Egg consumption					
	≥2/day (n=149)	1/day (n=1,364)	1/2 day (n=1,216)	1～2/wk (n=1,204)	Seldom (n=144)	p for trend
Age adjusted						
All-cause death	0.87 (0.57, 1.34)	1	0.88 (0.73, 1.08)	0.92 (0.77, 1.11)	0.80 (0.53, 1.21)	0.84
Stroke death	0.28 (0.03, 1.66)	1	1.04 (0.66, 1.64)	0.98 (0.63, 1.52)	0.91 (0.36, 2.40)	0.15
IHD death	—	1	1.34 (0.58, 3.10)	1.80 (0.85, 3.85)	1.51 (0.33, 6.81)	0.03
p	—		0.49	0.13	0.59	
Cancer death	1.53 (0.80, 2.88)	1	1.17 (0.83, 1.65)	1.15 (0.82, 1.61)	0.62 (0.25, 1.53)	0.51
Multivariate adjusted[2]						
All-cause death	0.89 (0.57, 1.38)	1	0.89 (0.72, 1.08)	0.94 (0.78, 1.13)	0.73 (0.48, 1.12)	0.75
Stroke death	0.25 (0.03, 1.81)	1	1.10 (0.68, 1.76)	1.09 (0.69, 1.72)	0.93 (0.36, 2.40)	0.11
IHD death	—	1	1.49 (0.63, 3.48)	1.71 (0.78, 3.76)	1.18 (0.26, 5.42)	0.08
Cancer death	1.42 (0.73, 2.76)	1	1.12 (0.79, 1.58)	1.11 (0.79, 1.57)	0.60 (0.24, 1.49)	0.57

1) NIPPON DATA 80, National Integrated Project for Prospective Observation of Non-communicable Disease And its Trends in the Aged, 1980. IHD : ischemic heart disease.
2) Age, serum cratinine, total cholesterol, blood glucose, BMI, systolic and diastolic blood pressures, use of blood pressure-lowering drugs, cigarette smoking, and alcohol intake were entered as covariates for multivariate analyses.

(Nakamura Y, Okamura T, Tamaki S, Kadowaki T, Hayakawa T, Kita Y, Okayama A, Ueshima H ; NIPPON DATA 80 research group : Egg consumption, serum cholesterol, and cause-specific and all-cause mortality ; the National Intergrated Project for Prospective Observation of Non-communicable Disease and Its Trends in the Aged, 1980 (NIPPON DATA 80). *Am J Clin Nutr* **80** : 58-63, 2004)

(6) コーヒー

コーヒーは多くの人が飲用しており，これまでにも血清コレステロールに及ぼす影響が調べられてきた．血清コレステロール値に対して，上昇させるとする報告と，影響が認められないとする報告がある．そこで，ランダム化された対象群を設定した臨床試験のメタ・アナリシスの結果をみると，図3-24に示すように，高脂血症者を対象にした試験および健常者を対象にした試験ともに総コレステロー

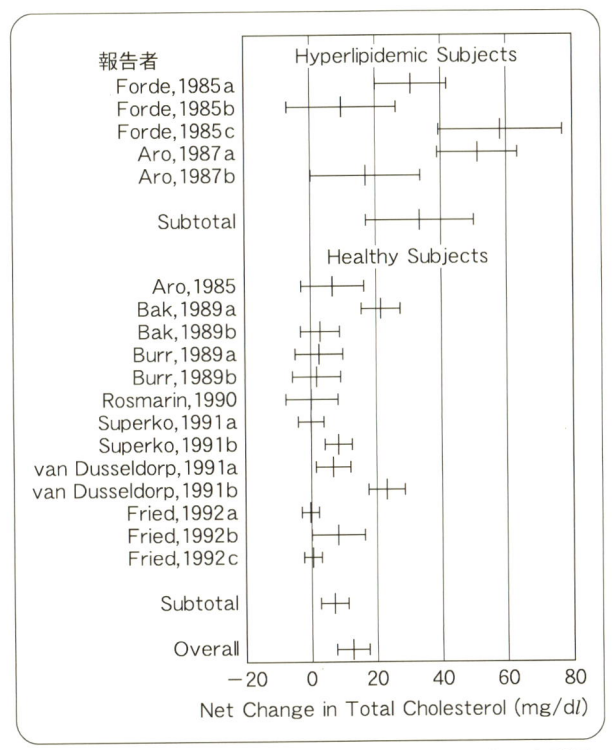

図3-24 コーヒー飲用による総コレステロールの変動量
(Jee SH, He J, Appel J, Whelton PK, Suh I, Klag MJ : Coffee Consumption and Serum Lipids ; A Meta-Analysis of Randomized Controlled Chinical Trials. *Am J Epidemiol* **153** : 356, 2001)

表3-13　コーヒー摂取によるコレステロールに及ぼす影響のメタアナリシス

Variables	Total cholesterol (mg/dl)				LDL cholesterol (mg/dl)			
	No.	Net change (95 % CI†)	p value*	p value**	No.	Net change (95 % CI)	p value*	p value**
Overall	18	11.8(6.8, 16.0)	<0.001		15	6.5(2.0, 11.0)	0.002	
Sample size								
<43	9	21.8(10.7, 32.6)	<0.001	0.052	6	1.6(−5.6, 8.7)	0.336	0.24
≥43	9	8.6(1.7, 10.6)	0.011		9	7.1(2.2, 12.1)	0.003	
Age (years)								
<50	8	8.2(1.5, 14.8)	0.008	0.17	8	4.9(−1.8, 11.6)	0.075	0.50
≥50	10	15.2(8.3, 22.1)	<0.001		7	8.2(1.6, 14.8)	0.007	
Hyperlipidemic participants								
NO	13	6.1(2.1, 10.1)	<0.0001	0.01	13	4.3(0.3, 8.3)	0.019	0.15
Yes	5	33.5(16.7, 50.4)	0.025		2	27.9(−2.1, 57.9)	0.033	
Design								
Parallel	12	11.7(6.1, 17.2)	<0.001	0.99	9	4.8(−0.4, 9.9)	0.035	0.36
Crossover	6	12.5(−0.6, 25.6)	0.031		6	10.3(0.1, 20.6)	0.024	
Duration of intervention (weeks)								
<8	6	12.5(−0.6, 25.6)	0.031	0.99	6	10.3(0.1, 20.6)	0.024	0.36
≥8	12	11.7(6.1, 17.2)	<0.001		9	4.8(−0.4, 9.9)	0.035	
Type of coffee								
Regular	15	14.2(7.8, 20.7)	<0.001	0.02	12	7.0(0.9, 13.1)	0.012	0.69
Decaffeinated	3	3.6(−1.9, 9.0)	0.100		3	5.5(1.6, 9.4)	0.004	
Filtered								
Yes	10	3.2(0.6, 5.8)	0.01	0.004	9	2.6(−0.8, 6.0)	0.067	0.07
No	8	23.0(11.9, 34.9)	<0.001		3	13.6(3.4, 23.9)	0.005	
Amount of coffee (cups)								
<6	8	2.0(−0.4, 4.4)	0.0548	<0.001	8	3.2(0.5, 6.0)	0.011	0.13
≥6	10	21.6(12.5, 30.7)	<0.001		7	11.9(1.7, 22.1)	0.011	

* Within strata p value.
** Test of homogeneity between strata.
† LDL cholesterol : low density lipoprotein cholesterol, CI : confidence interval.
(Jee SH, He J, Appel J, Whelton PK, Suh I, Klag MJ : Coffee Consumption and Serum Lipids ; A Meta-Analysis of Randomized Controlled Chinical Trials. *Am J Epidemiol* 153 : 358, 2001)

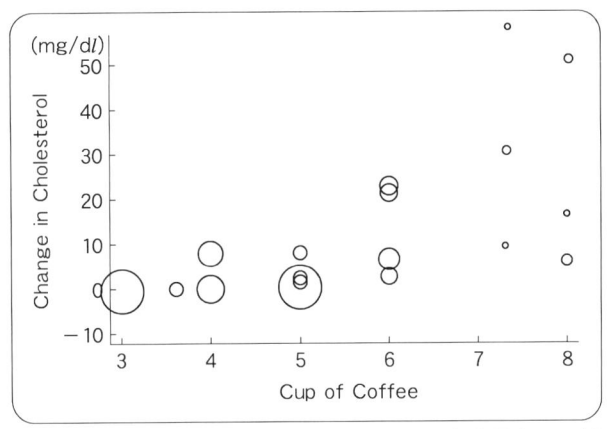

図 3-25 コーヒー摂取量とコレステロール変化量との関係
(Jee SH, He J, Appel J, Whelton PK, Suh I, Klag MJ : Coffee Consumption and Serum Lipids ; A Meta-Analysis of Randomized Controlled Chinical Trials. *Am J Epidemiol* **153** : 358, 2001)

ル値の増加が認められた[14]．

　フィルターを通していないコーヒーが，フィルターを通したコーヒーに比較して，総コレステロール値，LDLコレステロール値をより強く上昇させることが認められる．健常者に対して，高脂血症者のほうがコーヒーによるコレステロール値の上昇の程度が大きい（表3-13）．コーヒー摂取量とコレステロールの変化量との関係をみると，図3-25に示すように，コーヒー6杯以上で増加傾向がみられるようである．1日3杯程度のコーヒーでは，コレステロール変化量はほぼ0である．

5 おわりに

　コレステロールは生体にとって重要な成分であるので，コレステロール代謝は多くの因子によって調節されている．食品はさまざま

な段階でコレステロール代謝に影響を及ぼしている．特定保健用食品として，コレステロール代謝に影響を及ぼしていることが証明されたものも多い．紅麹やハーブ類のなかにコレステロール代謝に影響を及ぼしていると考えられるものもある．これからも新たに発見される食品成分もあると思われる．

文　献

1) Kagan A, Harris BR, Winkelstein W Jr., Johnson KG, Kato H, Syme SL, Rhoads GG, Gay ML, Nichaman MZ, Hamilton HB, Tillotson J : Epidemiological studies of coronary heart disease and stroke in Iapanese men living in Japan, Hawaii and California ; demographic, plysical, dietary and biochemical characteristics. *J Chronic Dis* **27** : 345-364, 1974
2) 循環器病予防協会：第5次循環器疾患基礎調査結果．中央法規出版，2003
3) Dreja K, Voldstedlund M, Vinten J, Tranum-Jensen J, Hellstrand P, Sward K : Cholesterol depletion disrupt caveolae and differentially inpairs agonist-Induced arterial contraction. *Arterioscler Thromb Vasc Biol* **22** : 1267-1272, 2002
4) Tall AR : Protease Variants, LDL, and Coronary Heart Disease. *N Engl J Med* **354** : 1310-1312, 2006
5) Niessen SE, Tuzcu EM, Brewer HB, Sipahi I, Nicholls SJ, Ganz P, Schoenhagen P, Waters DD, Pepine CJ, Crowe TD, Davidson MH, Deanfield JE, Wisniewski LM, Hanyok JJ, Kassalow LM ; ACAT Intravascular Atherosclerosis Treatment Evaluation (ACTIVATE) Investigators ; Effect of ACAT Inhibition on the Progression of Coronary Atherosclerosis. *N Engl J Med* **354** : 1253-1263, 2006
6) Brown L, Rosner B, Willett WW, Sacks FM : Cholesterol-lowering effects of dietary fiber ; a meta-analysis. *Am J Clin Nutr* **69** : 30-42, 1999
7) Mensink RP, Zock PL, Kester AD, Katan MB : Effects of dietary

fatty acids and carbohydrates on the ratio of serum total to HDL cholesterol and on serum lipids and apolipoproteins : a meta-analysis of 60 controlled trials. *Am J Clin Nutr* **77** : 1146-1155, 2003

8) Meguro S, Higashi K, Hase T, Honda Y, Otsuka A, Tokimitsu I, Itakura H : Solubilization of phytosterols in diacylglycerol versus triacylglycerol improves the serum cholesterol-lowering effect. *Eur J Clin Nutr* **55** : 513-517, 2001

9) 石崎太一，若林真紀，谷本浩之，藪根光晴，梶本修身，板倉広重：植物ステロールエステル含有マヨネーズが境界域および軽度高脂血症者の血中コレステロールに及ぼす影響．健康・栄養食品研究 **6** : 1-15, 2003

10) Anderson JW, Johnstone BM, Cook-Newell ME : Meta-analysis of the effects of soy protein intake on serum lipids. *N Engl J Med* **333** : 276-282, 1995

11) Zhan S, Ho SC : Meta-analysis of the effects of soy protein containing isoflavones on the lipid profile. *Am J Clin Nutr* **81** : 397-408, 2005

12) Sacks FM, Lichtenstein A, Van Horn L, Harris W, Kris-Etherton P, Winston M ; American Heart Association Nutrition Committee : Soy Protein, Isoflavones, and Cardiovascular Health. An American Heart Association Science Advisory for Professionals From the Nutrition Committee. *Circulation* **113** : 1034-1044, 2006

13) Nakamura Y, Okamura T, Tamaki S, Kadowaki T, Hayakawa T, Kita Y, Okayama A, Ueshima H ; NIPPON DATA 80 research group : Egg consumption, serum cholesterol, and cause-specific and all-cause mortality ; the National Integrated Project for Prospective Observation of Non-communicable Disease and Its Trends in the Aged, 1980（NIPPON DATA 80）. *Am J Clin Nutr* **80** : 58-63, 2004

14) Jee SH, He J, Appel LJ, Whelton PK, Suh I, Klag MJ : Coffee Consumption and Serum Lipids; A Meta-Analysis of Randomized Controlled Clinical Trials. *Am J Epidemiol* **153** : 353-362, 2001

第4章

食と健康の個人差

ブルース　ジャーマン

1　はじめに

　生物医学(biomedicine)は，病気を治療することから個人個人の健康を維持させることへと進展しているが，そこには健常者の代謝状況を認識する事前評価のシステムが必要になる．個人の代謝状態に関する詳細かつ数値化された情報は，その人の健康を維持し改善するのに適した食品・薬・ライフスタイルを，他者にとらわれることなく選ぶのに役立つ．

　この目的に向けて，実際に正確な代謝評価を行うための技術が実用化されつつある．網羅的な代謝データの有用性は，さまざまな専門機関が作成・保存したものを，いつでも検索できるように整理し解説つきの代謝物データベースを基にして，個々人の将来的な健康へのとるべき道筋を予測できることである．ある個人の特定の代謝状態を対象とする食事構成は，生命科学が過去100年間にわたって蓄積してきた化学，生化学および代謝の知識を論理的に応用したものである．

ネスレリサーチセンター（ネステック社）・スイス，米国カリフォルニア大学デイビス校教授

そして個々人の健康と嗜好に合わせた製品を提供するために，組成情報と人間の好みの情報を考慮して設計された食品は，やはり過去100年間にわたって食品科学が蓄積してきた化学的，機能的，そして感性上の知識を論理的に応用している．かくして，人は飲みたくもない薬を強制されるのではなく，自分に合った食品とライフスタイルを選ぶことで健康の改善が図れるという喜ばしい結果が得られるようになる．

2 表現型

ヒトにはどのような違いがあるのだろうか．目の色，身体の大きさなどの外観は明らかに違っている．このように表現型とは，認識可能かつ測定可能な個人の特性のすべてを言い表す学術用語である．表現型は部分的には遺伝子型の結果でもある．

2人のヒトが同じ遺伝子型をもっていても，異なる環境と遺伝子型との相互作用から，異なった表現型に至ることはありうる．下記の式が示すように，表現型は健康に関するすべての属性の合計であり，個人の物理的または生化学的特性を含んでいる．したがって，表現型は科学的には遺伝的要因および環境要因の合計であると考えられる．

　　　表現型＝遺伝子型＋環境＋遺伝子型×環境

表4-1のように，多くの要素が個人の表現型に影響している．個人は，有益な環境要因を食品および食事として選択し，自分の健康をコントロールする．しかしながら，食品の選択と食事の全体を個人化するためには，表現型の違いがどのように起こるかを理解することがまず重要である．

表4-1 生物学的変動要因

個人差の要因	例	評価
遺伝子	乳糖不耐症	遺伝子型
環境	伝統的な家庭料理	食事分析
代謝メモリー	離乳中の高たんぱく食	代謝プロファイリング
呼吸の表現型	持続性の強化	遂行能力の測定

(1) 遺伝子型

　表現型の変化は，遺伝子型と呼ばれる遺伝子配列の段階で始まる．観察可能な表現型でいえば，ヒトは，性，目の色，体型など他の人と違った遺伝的に規定される自分の特色の多くを認識することができる．また，遺伝的差異の結果でもある生理的な反応も，自分自身でわかる．例えば，乳糖不耐症の人は乳糖を消化する腸の働きの結果として，この遺伝子の働きを自覚する．そして食物を選択する際に，その人の遺伝子的な特徴を判定しなくても，このような自覚によって，自分自身で乳糖を含まない乳製品を選択することになる．

　ヒトゲノム科学の目的の1つは，ヒトの遺伝的差異による新陳代謝への影響を明かにすることである[1-3]．栄養ゲノム科学（ニュートリゲノミクス）と呼ばれる分野で，ヒトの遺伝子と食事の研究が進み，健康に役立つ多くの食品が遺伝的差異に基づいて開発されるようになるだろう．

(2) 環　境

　人は一生を通じて健康に大きな影響を及ぼすさまざまな環境にさらされている．私たちが食べる食物は環境の重要な一変数である．私たちの食物選択は，家庭での料理慣習，嗜好，値段，簡便性，年

齢およびライフスタイルに影響される．さらに健康全体に影響を与える環境には上記以外に，運動や日光浴などの生活習慣がある．そのような個々の環境選択に対応して設計された食品がすでに売られている．例えば，運動後の水分補給と，エネルギーと電解質を回復するために糖分と塩分を加えたスポーツ飲料などである．

(3) 遺伝子型×環境

遺伝学的疾病素質は，環境が健康に与える効果に部分的な影響を与える．例えば，食事という環境要因の変化は，心血管疾患の進行の可能性を示すマーカーとして使用される血漿コレステロール値に影響を与えることでわかる．食事における脂肪の摂取が血中コレステロール値に与える影響は，それぞれの遺伝子型によって一部異なる．例えば，食事性脂肪は，人によって「健康な」コレステロールといわれる HDL コレステロールを増やすこともあれば，減らすこともある[4]．

(4) 代謝メモリー

ヒトは驚くべき柔軟性でさまざまな環境条件に順応する．このような順応の大部分は若いころに行われる．両親や祖父母がさらされていた環境によって設定されることもある[5]．そして栄養学的学習[6]および栄養の「プログラミング」[7]と呼ばれる食事順応表現型の特徴は，一生その人についてまわる．

すべての生命体は，無数のメカニズムによって環境から「学習」している．そして環境に対応して構造的，生化学的な規定のプロセスに順応している[8]．そのような順応は，「刷り込み」などという言葉で暗示されるような有害なものであるとは限らない．後天的に獲得された代謝の表現型のプロセスは，より適切には「代謝メモリー」と呼ばれる．このような記憶は，生体の肯定的な一面であり，運動

トレーニングや嗜好のように積極的な特性の基礎となる[9,10]．

(5) 生活の質（quality of life：QOL）

　個人のライフスタイルの選択もまったく異なる．実際のところ，たとえ可能でも，他人と同じでありたいとは思わないだろう．特定の食事を選ばなければならない場合もある．例えば，運動選手は，体力，耐久力，スピード，柔軟性を高めるといった目標をもつであろう．このような表現型に対する要望は，食事の選択と密接な関連がある．食事によって改良されるかもしれない望ましい特性には，知的，音楽的，芸術的な能力も含まれる．

　感覚および行動の特色，例えば，嗜好の傾向とムードは変えることができ，食事によってそれを改善することができる[11]．さらに現在行われる食事の選択は，将来の健康と人生の楽しみに影響を及ぼすことができる．例えば，乳糖不耐症の遺伝学的疾病素質がある人は，年齢とともに乳糖不耐症になる可能性が高くなるのに，乳糖を含む食品を食べ続けると，食事性乳糖の通常の量を代謝する腸内微生物菌叢を活性化することが知られている[12]．

　代謝の違いがどのように影響して個人差を生むのかを知ることは，個人に対する健康科学の基礎となる．このような知識が蓄積され，これを個人が利用できるようになれば，自分が望む健康や能力を獲得するために何をどのように選択したらよいのかがわかるようになる．

3　個人差を測るツール

(1) 個人評価

　健康の特性の多くは，長い間，バイオマーカーの存在について体液（血液，尿）を分析することにより評価されてきた．これらのバイ

オマーカーは，特定の健康問題や病気を診断するのに使用されている．さまざまな分析方法を駆使しても「マーカー」の存在が発見できなければ，どんな病気も発見できず，その人は健康であるとみなされてしまう．病気のマーカーを見つけるための戦略は，病気を予防するのが目的であるなら，健康評価の方法としては不適切である．

　病気を予防するためには，その人の総合的な代謝状態を正確に評価して，病気になる前に，健康軌道を修正することが重要である．これを示すモデルとして血中コレステロールを使用することができる．正常な代謝物質である血中コレステロールが豊富であることは，その人の代謝の状態の一側面を反映しているのであって，それ自体が病気ではない．コレステロール値が高いのは，健康に対する長期的な脅威に発展する可能性をもつ代謝状態を反映しているのである．

　コレステロール値を測定する技術は，長年決まった手順で行われてきた．しかし，量的に多くの代謝物質を測定するためにより新しい技術が開発されている．現在では，豊富な代謝物質を測定し，健康評価に関する全体的なパターンを作成することで，1人ひとりのニーズにあった適切な食品を選択するのに利用することができる．

4　ライフサイエンスの新しいツールボックス

(1)　ゲノミクス

　現在，ヒトおよびその他の多くの動物，植物，微生物のゲノム研究が進行中である．機能的ゲノミクスの分野で使われる主要なツールは，遺伝子発現の分析である．このツールは，生体内にある発現可能な遺伝子の実質上すべてのものを二次元的に配列（アレイ）して固定し，生体内のほとんどすべての遺伝子発現レベルを判定することができる優れたものである．

この強力な分析ツールを使用すれば，組織あるいは生体の薬理学的治療と制御の正しい比較，あるいは健全な組織と病変組織との比較を行う新しい実験のデザインが可能である．また治療や病態生理学的状態によって上向き調節，下向き調節，あるいは無影響の3つの分類で遺伝子の量的な情報が得られる[13]．発現したすべての遺伝子の合計は，通常「トランスクリプトーム」と呼ばれる．これは，転写活性化された遺伝子のmRNAすべてを実際に測定したものである．

遺伝子発現の分析による転写プロファイリング[3]は，栄養および食品研究用のツールとして優れている．転写プロファイリングによって次のような多くの発見があった．

・必須栄養素と非必須栄養素の両方を機能させる遺伝子とメカニズム
・アルギニン[14,15]やセレン[16]などの栄養素の以前知られていなかったメカニズムと機能
・栄養素と他の食品成分によって発現が変化する遺伝子の存在
・個々の栄養素と食事に応じて変化する成長，発達，環境条件における個人差
・特定の栄養素の偏った摂取，栄養バランスのわずかな差異，栄養不足あるいは過剰摂取の影響
・ヒトや家畜などの動物にプラスあるいはマイナスの効果を与える必須栄養素あるいは成分を生成する代謝経路
・ヒトの栄養ニーズの進化論的起源と食事構成への反映
・ミルク中に存在しているような体液中の栄養物の進化に伴う発達[17]

(2) 遺伝子の可変性

遺伝子の配列と発現調節の違いは，種と種の個体に表現型変異を

発生させる．個体の遺伝子配列の違いは，ヒトの栄養ニーズと反応の変化の基礎となる．ゲノム研究とゲノムの比較分析は，ある個体群で観測された食事と健康の関係の遺伝子的基礎を理解するのに役立つ詳細な知識を栄養学者に提供している．

　将来，人は，それぞれのニーズや自分が選んだライフスタイルに従って食事のメニューを決めるのに役立つ情報を利用できるようにすべきである．DNA発現配列に似た分析ツールセットは，一塩基多型（single nucleotide polymorphisms：SNPs）と同じくらいわずかな遺伝子配列の違いをすばやく特定することができるところまで開発が進んでいる．このようなツールは，配列技術や蛍光タグをつけたマイクロビーズを使って，ゲノム配列や遺伝子発現よりむしろ主要遺伝子の配列の変化を特定する[18,19]．

　この技術は，既知のスクリーニング装置に組み込まれている配列のバリエーションに限定されているとはいえ，SNPコンソーシアムという公共機関と個人の共同作業組織でおよそ1.8MのSNPsが発見され，その特徴が明確にされた[20]．しかし，現在のところ数千に及ぶ配列のバリエーションは評価できるが，理解されているのは，数百バリエーションの機能的な働きだけである[21]．

　電子化された科学情報のデータベースが，世界的なWebベースのネットワークで利用できるようになっている．したがって，新しい配列のバリエーションが見つかれば，それはすべてヒトゲノムの注釈として追加される．食事と病気あるいは治療から得られる配列のバリエーションの栄養学的に重要な知識ベースを構築することは，ニュートリゲノミクスでは高い優先順位を与えている[22]．

(3) バイオインフォーマティクス

　高速統計コンピューティング，生物学データベース，およびイン

ターネットで共有できる電子アクセスは，バイオインフォーマティクスという新しい分野のツールセットである．したがって次世代の生物学者は生命情報科学者になる必要がある．また栄養の分野や統合的な新陳代謝とヒトの健康の科学に，生命情報工学の力が必要になるのは明らかである．バイオインフォーマティクスの統合ツールセットは，栄養のメカニズムに関する過去および現在の知識を連動情報システムに統合することになる．

　世界中の科学者が研究の進行を共有できるように，栄養教育者は生命情報科学を応用して学生を教育し，ヒトゲノムの注釈と栄養特性の下流オミクス（すなわちトランスクリプトミクス，プロテオミクス，メタボロミクス）に学生を積極的に参加させなければならない．栄養科学者の数学およびコンピュータ技術トレーニングの重要性[23]，学際的研究に必要なインフラストラクチャーを整備する重要性[24]はいうまでもない．

　数十年前のデジタルコンピュータの発明が，現在のゲノミクス革命につながっている．その後コンピューティングの力が増大することによって，バイオインフォーマティクスはゲノミクスの原動力となった．そのツールは，遺伝子配列と遺伝子発現配列のデータベースの組立てと，わずか数年前には理解不可能だった大量のデータから知識を引き出すためのデータベースの発掘を可能にしたのである．バイオインフォーマティクスは，生物学者，特に統合生物学者の貢献・寄与に依存している生物学的な発見プロセスを，栄養化学の分野でも可能にしている[25]．

（4）　プロテオミクス

　プロテオミクスでは，サンプル，細胞，組織または体液に含まれるあらゆるたんぱく質群を研究する[26,27]．遺伝子はまずたんぱく質を生成してその効果を表す．したがって，トランスクリプトミクス

の次に重要なデータセットはプロテオミクスである．遺伝子はすべてのたんぱく質をコード化するが，mRNAの遺伝子発現配列は必ずしもたんぱく質などの下流分子の量や分布を正確には示していない．プロテオームはトランスクリプトームよりはるかに複雑である．プロテオミクスの目的はサンプルのあらゆるたんぱく質を完全に記述することである．そして異なるサンプルのたんぱく質の量の考えうるすべての違いを明確にすることである．

サンプル中のすべてのたんぱく質の分析は，少なくとも概念的には，DNA配列と同じ単一分析プラットホームで全たんぱく質を同時に測定すれば可能である[28]．しかしながら，現時点でのプロテオミクスのツールセットは，専門技術者にしか使えない．未熟な者でも決められた手順に従えば，高速ですべてのたんぱく質を分離し定量化できる段階ではまだない．また，多くのたんぱく質が三次元的な生物学的環境に存在しており，ポリペプチドが翻訳中および翻訳後に変わってしまい，異なる機能が発現することがある[29]．プロテオミクスの高速分析というこの問題はいまだ技術的に解決されていない．

プロテオミクスの一分野にたんぱく質相互作用の研究がある[26]．この相互作用は数学的に再構成が可能である．この種の研究の目的は，たんぱく質クラスタの三次元構造を明確にすることである．このような情報があれば，食物と健康の研究に新たな境地を開くことになる．

プロテオミクスの分析データは，時間の経過とともに統合される組織，器官，細胞の生理的な歴史を反映する．そしてバイオマーカーシステムの新しい形態を構成する．プロテオミクスで高速処理が可能になれば，既存の生理的状態だけでなく，損傷の存在や深刻性，あるいは疾病の状態を示す決定的なバイオマーカーになると考えられる．プロテオミクスはすでに，食用に供される植物と動物の遺伝

子や環境の操作で思いもよらない効果が生れることを示すのに使われている．

(5) メタボロミクス

メタボロミクスでは，サンプル，細胞，組織または体液中の代謝物質全体を研究する[17]．「スナップショット」により得られたメタボロミクスは，すべての代謝経路の状態を推定しつつ，代謝物すべてを測定することが必要である．この被験者の体液中の代謝産物の測定は個人のその時点での健康状態について量的な指標を与える．

同時にすべての代謝産物を測定することのできる技術はないが，補完的な方法が探求されている．1つは核磁気共鳴分析法（NMR spectroscopy）で，質的ではなく，量的にあらゆる代謝産物のプロトン共鳴現象や炭素共鳴現象を検知する．そしてあらゆるプロトン共鳴現象がそれを生成する代謝産物に割り当てられる．もう1つのツールは，質量分析法（mass spectroscopy）で，これは代謝産物を特定することはできるが，正確に定量化することはできない．3つ目の方法は，サンプルの化学クラスを分離し，並列分析プラットホームですべての代謝産物を正確に特定し定量化する分離技術を使用する方法である．

NMRは，生物学的サンプルの代謝産物標識を得る強力な非破壊分析技術である[30]．NMRで得られたデータは，すべての代謝産物がNMRスペクトルに比例するため，代謝産物濃度を示す．この技術では，そのような複雑なスペクトルにおけるすべての共鳴を，特定の代謝産物に割り当てられないという限界がある（表4-2）．

NMR共鳴ピークは，独立した統計変数として扱うことができる．また大容量コンピュータのアルゴリズムは，さまざまなクラスター分析と数学的な多次元回帰分析で，これらのデータを処理することができる．個々人のサンプルはNMRで分析することが可能で，帰

表4-2　体液中の代謝産物の測定技術

評価技術	長所	課題
高分解能 NMR	迅速，定量的	代謝物の同定
高分解質量分析計	迅速，定性的	代謝物の定量化
分離クロマトグラフィー	定量的，定性的	時間がかかる，高価
アフィニティー分析	定性的，定量的	高価

属不能のNMRピークは，クラスタリング・アルゴリズムへの入力データとして使用され，生理学的状態あるいは健康状態を特有なn次元クラスタではっきりさせることができるかどうかを明確にする[30]．ヒトの尿中にアテローム性動脈硬化症などの病気を示す標識を見出したのは，この技術である[31]．

過去30年にわたって改善されてきた質量分析技術は，感度，精度，そして動的な質量測定の能力を高めてきた．また数千に及ぶ分子の正確な質量測定に応用されている．あらゆる種類の代謝物資とその経路の測定に応用されている[32]．質量分光器による分析では，一般に高度な量的測定値は得られないが，安定した同位元素が濃縮された内部標準値を使用することによって，量的な正確性を得ている．

安定同位元素は，質量測定専用トレーサーとして，代謝物質濃度とその動きを同時に測定するのに使われてきた[33]．質量分析器の感度を利用すれば，あらゆる代謝物質の代謝経路で，濃縮された安定同位元素の移動を時間的に追跡することが可能となる．これによって現在，自由に生活している人の生体内代謝の様子を正確に推定することが可能となる．遺伝子発現のプロファイルおよびプロテオミクス分析の結果と，それらをコード化している酵素と遺伝子における変化の機能として起こる代謝の変化を比較することが可能となったのである．遺伝子発現の結果は予測される代謝の効果を反映していることが，多くの研究によって証明されている[34]．

遺伝子発現分析の結果から生体内の代謝が常に予測できるとは限らない．例えば，炭水化物の多い食事による脂肪合成遺伝子の増加は，脂肪酸に変化する炭水化物の増加を予測させるが，代謝の流れを示す測定値は，炭水化物の変換が定量的ではなく，脂肪酸の酸化よりも，炭水化物の酸化が増加していることを示す[33]．

以上のように，サンプルを代謝産物クラスに分画し，その後 LC-MS，GC-MS，FT-MS などの分析プラットホームで各クラスを測定するという方法は，メタボロミクス研究の補完的な方法である．あらゆる代謝物質のデータが1つのデータセットに統合されれば，各代謝産物を特定して，正確に定量化することができる．

量的な代謝産物のデータは，偏りのない情報のデータベースを予測するのに使われる．この情報は，代謝のモデルに合わせ，すべての代謝経路の総合的な代謝産物の流れを評価するのに使われる[35,36]．使用している分析プラットホームから独立している，量的かつ質的なデータベースを作成するのが目的である．これらのデータベースは表現型の特性とともに，あらゆる人が利用できる生物学的リソースを与える．

5 システム生物学

現在，ゲノミクス（トランスクリプトミクス），プロテオミクス，メタボロミクスの分析ツールを統合して，特定の食事あるいは栄養素に対する個人の代謝反応を予測することができる（図4-1）．これらのツールの有効性は，量的情報，運動情報，代謝経路の質量バランス情報，その制御，調節情報によって実証されている．また，これらが生体のなかでどのように構成されるのかを決定する相互作用も測定できる．

「システム生物学」は，あらゆる現代の生物学の手法によって得ら

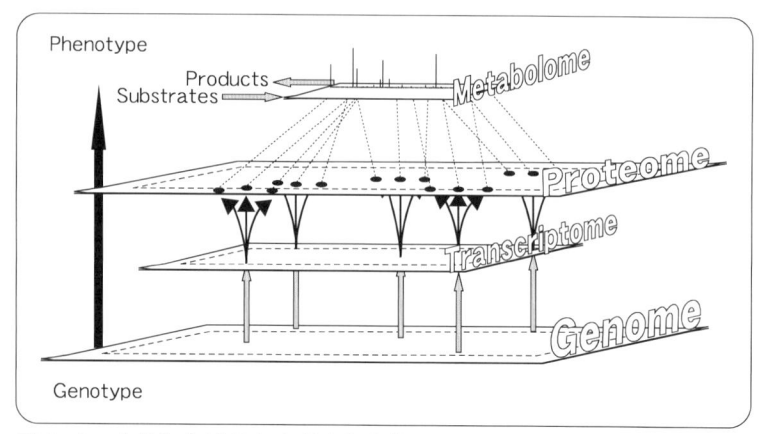

図4-1 生物におけるさまざまな生物分子レベルとそれらを研究するうえで明らかにされる科学分野

Phenotype：表現型, Products：生成物, Metabolome：メタボローム, Genotype：遺伝子型, Substrates：基質, Proteome：プロテオーム, Transcriptome：トランスクリプトーム, Genome：ゲノム

れるデータを統合するプロセスの総称である．これらの手法は特定の質問に回答を与えるだけでなく，生体の生物学的表現全体を包括するものである[37,38]．ゲノミクス，プロテオミクス，およびメタボロミクスといった技術は，データを生成し，あらゆるレベルの代謝調節を比較する．この方法を使った最初の研究では，ある特定の微生物の代謝経路全体が明らかにされた[39]．その後，高等生物における関節炎など健康問題の評価にこのシステムの方法が使われている[40]．

ゲノミクス革命は，現在栄養について新しい課題と古い課題の両方に取り組んでいる．これらの課題には次のような要素が含まれている．

①非必須栄養素：健康における非必須栄養素の役割はまだよくわかっていない．食事から栄養物を除去する古典的な方法は適切ではない．適切な条件のもとで，これらの食物成分の効果を判断す

るのに以前はできなかったゲノミクスの手法を使用することができる．

②個人差：ヒトの遺伝子構造の多様性は，必要とされる栄養素の違いとそれが健康に与える影響の違いにつながる．食事，環境，年齢に関連する遺伝子のバリエーションが特定されて初めて，1人ひとりに適した健康管理のあり方を推奨することができる．

③食事と代謝の調整：バランスの悪い栄養素の摂取は，食品に必須の栄養素が含まれていても起こる．このバランスの崩れによって，新陳代謝に支障をきたし，アテローム性動脈硬化症，肥満，糖尿病，高血圧，および骨粗鬆症のような問題を引き起こすことがある．個人が栄養素の摂取のバランスをとり，最適化するためには，ゲノミクスおよび同様の方法を統合する知識が最適化されなければならない．このような理解が深まれば，今後必要となる知的その他のリソースに対する投資に正当な理由が与えられるであろう．

④予防：将来の健康管理では，病気を治すことよりも健康の維持・増進に加えて，病気を予防することに目が向けられる．これらの目標を達成するために，生物学的機能のあらゆる側面を統合する技術が必要となる．

6　代謝と代謝健常性維持

遺伝学はヒトの健康の可変性を解明する研究に重要な貢献を果たしているが，その適用範囲はそのほんの一部である[41]．健康状態を含む個々の表現型には，遺伝子と環境要素の両方が欠かせない．必須栄養素をすべて備えた食事が最適であるというわけではない．総合的な代謝が最適な状態で機能して初めて，健康が得られ維持される．エネルギーの調節と定常性，組織構造の再構成および修復を含

む生体の生化学の機能と多重保護システムは，遺伝子と代謝両方の働きに関連している．

　食品は，生体高分子の構造的な先駆物質を提供して，これらの構造の代謝回転率を部分的に調節する．食品はまた，化学的な防護成分を提供して，ストレス認識プロセスの変更，ストレス応答プロセスの促進を行う．個人の食品選択はこれらのさまざまなプロセスに大きな影響を与える．現在先進国でさえ，大人も子どもも，糖尿病，肥満，アテローム性動脈硬化症，高血圧，および骨粗鬆症といった病気の原因になるような食事とライフスタイルを選んでいる[42-45]．

　食事の改善はこのような問題を防いだり解決を助けるかもしれないが，各個人の遺伝疾病素質と代謝の履歴が，どんな食事が最適であるかを決定する要素になるので，人によってそれぞれ違った食事が必要となるだろう．

　ゲノミクスとシステム生物学ツールの開発は，代謝健常性の測定を達成可能な目標にした．このような知識を使えば，それがどのような生理的結果をもたらすかを認識することができるということを示したよい例が，コレステロール代謝にかかわる代謝経路の識別である．血漿コレステロール値が高いと判定できれば，薬を使って代謝の状態を変え，冠動脈心疾患のリスクを下げることができるのである．

　この代謝産物は健康上のリスクを予測するのに役立っているが，コレステロールが「正常」なレベルにあるからといって，心臓病のリスクは低いといっているわけではなく，ましてや，他の健康状態のリスクについて何か確定的なことを言っているわけではない．代謝のあらゆる側面が評価される必要があり，それで初めて，全体的な健康のリスクの回避が最適化されるのである．これがメタボロミクスの目標である．この目標が達成されれば，1人ひとりについて

最適な健康状態を達成する最善の方法を見つけるために，この代謝の知識を利用することができるのである．

7 食と健康

　将来の栄養学は，個々人の健康に有効に応用されることになる．これには食と健康との関係をより深く理解する必要がある．今日の栄養学者の目標は，既存の病気を診断して克服するというよりも，健康を維持・増進して，病気を予防することにある．従来の遺伝子工学では，健康を特定するゲノムのバイオマーカーを改良するようなゲノム法則を，栄養学が何ら明らかにすることはないだろう．

　しかしながら，新しいゲノム手法とゲノム戦略は，個々人の生物学的バリエーションに基づく栄養をどのように提供するかという問題にうまく応用されている．科学としての栄養学は，現在，この新しいゲノミクスの手法と原則を応用して，個体群の食事と健康に関する既存の問題を解決しようとしている．その第一歩は健康モニタリング・システムの開発になる．このシステムは，個々人の新陳代謝の状態を認識するもので，現在，健康の指標として考えられている病気のバイオマーカーの存在を単に認識するものではない．

　このような評価方法なら，個々人の代謝の状態に関する情報を提供するのに使うことができ，健康を維持し，さらに健康を増進する食品・医薬品・およびライフスタイルを選ぶ際の指針となりうる．

　この目標を達成するため，個人は正確な分析化学プラットホームに基づいて，自分たちに関する新陳代謝の情報を取得することができるようにしなければならない．利用可能でありながら，この目的のためにまだ実行に移されていない技術をまとめてこれまで述べてきた．この目的のためには，健康と考えられている個人が日常的に使える技術がなければならない．現在応用が進んでいる技術のよう

に，重い病気や慢性的な病気にかかっている患者だけに適用されるものであってはならない．これらの評価技術は，高速かつ正確で，買い求めやすいものでなければならない．健康軌道を予測するためには，インフォーマティクスのツールも必要である．このようなツールは，人々の長期にわたる代謝産物プロファイルを参照できるデータベースでなければならず，代謝状態と健康状態に対応して構築・保存され，かつ検索可能でなければならない．

このようなデータベースが生物学的知識とともに機能的に参照できるようになれば，ある個人特有の代謝パターンが食品・医薬・ライフスタイルの変更によって，どのように調整されるか，どのように健康軌道を改善できるかを自信をもって予測することができる．長期的にみれば，個々人の健康へのアプローチは必然である．残る問題は，それがどのくらいかかるのか，このような技術をわかりやすく説明し，利用者や健康管理者が簡単に使えるようにするにはどうしたらよいのか，ということである．Lenfant は，医薬品における同様のゲノムベースの開発に興奮を覚えるのは，それが実行に移される場合だけであることを強調している[46]．

ヒトのデータベースを構築する代謝評価技術の開発と商業化は健康を研究する人々の信念と積極的な関与に基づいて行われる．このような人たちは取得したデータを実践に生かすことのできる人たちである．あいにく，現在のところ，さまざまなレベルの健康状態にあるヒト用に開発された網羅的代謝データベースは，その有効性を科学者や臨床医に納得させることのできるものではない．そのため栄養科学者は，このような技術開発を呼びかけていくことを躊躇しているのかもしれない．世界で最も裕福な国が，現在，代謝疾患の大規模な広がりに直面している．この病気はすでに成人人口の 50％以上に広がっているのである．そのようなデータベースの開発に足踏みするのは，確かに用心深いことではあるが，このような代謝疾

患の広がりに何もできないとすれば,栄養学の分野に未来はない.もし栄養学の分野がこのような仕事に対して,正確さに欠ける,あるいはあまりにも断片化されているということになれば,それは,栄養学の偉大な歴史を無にする非常に残念な結末である[47].栄養学は人の幸福に貢献するものであるにもかかわらず,その可能性が疑われるからである.

今こそ,栄養科学のリーダーは,若い研究者とともに,細胞のシグナル機能の研究と理解を促進するために設立された共同組織,Alliance for Cell Signalling(ACS)[48]のような大規模な共同作業の確立を考えるべきである[49].

このような組織は,栄養科学を活性化して,ゲノムとその発現に関する研究の成果を最大限利用し,個人の"well-being"の増進に寄与するであろう.

文　献

1) van Ommen B, Stierum R : Nutrigenomics ; exploiting systems biology in the nutrition and health arena. *Curr Opin Biotechnol* **13** : 517-521, 2002
2) Chagnon YC, Rankinen T, Snyder EE, Weisnagel SJ, Perusee L, Bouchard C : The human obesity gene map ; the 2002 update. *Obes Res* **11** : 313-367, 2003
3) Muller M, Kersten S : Nutrigenomics ; goals and strategies. *Nat Rev Genet* **4** : 315-322, 2003
4) Tai ES, Adiconis X, Ordovas JM, Carmena-Ramon R, Real J, Corella D, Ascaso J, Carmena R : Polymorphisms at the SRBI locus are associated with lipoprotein levels in subjects with heterozygous familial hypercholesterolemia. *Clin Genet* **63** : 53-58, 2003
5) Bateson P, Barker D, Clutton-Brock T, Deb D, D'Udine BD, Foley RA, Gluckman P, Godfrey K, Kirkwood T, Lahr MM,

McNamara J, Metcalfe NB, Monaghan P, Spencer HG, Sultan SE : Developmental plasticity and human health. *Nature* **430** : 419-421, 2004

6) Levin BE : Metabolic imprinting on genetically predisposed neural circuits perpetuates obesity. *Nutrition* **16** : 909-915, 2000

7) Singhal A, Wells J, Cole TJ, Fewtrell M, Lucas A : Programming of lean body mass ; a link between birth weight, obesity, and cardiovascular disease? *Am J Clin Nutr* **77** : 726-730, 2003

8) Reddy JK, Hashimoto T : Peroxisomal beta-oxidation and peroxisome proliferator-activated receptor alpha ; an adaptive metabolic system. *Annu Rev Nutr* **21** : 193-230, 2001

9) Decombaz J, Schmitt B, Ith M, Dearli B, Diem P, Kreis R, Hoppeler H, Boesch C : Postexercise fat intake repletes intramyocellular lipids but no faster in trained than in sedentary subjects. *Am J Physiol Regul Integr Comp Physiol* **281** : R 760-769, 2001

10) Zhang JJ, Okutani F, Inoue S, Kaba H : Activation of the cyclic AMP response element-binding protein signaling pathway in the olfactory bulb is required for the acquisition of olfactory aversive learning in young rats. *Neuroscience* **117** : 707-713, 2003

11) Hudson R, Distel H : The flavor of life ; perinatal development of odor and taste preferences. *Schweiz Med Wochenschr* **129** : 176-181, 1999

12) Hertzler SR, Savaiano DA, Levitt MD : Fecal hydrogen production and consumption measurements. Response to daily lactose ingestion by lactose maldigesters. *Dig Dis Sci* **42** : 348-533, 1997

13) Sauter G, Simon R : Predictive molecular pathology. *N Engl J Med* **347** : 1995-1996, 2002

14) de Jonge WJ, Kwikkers KL, teVelde AA, von Deventer SHJ, Nolte MA, Mebius RE, Ruijter JM, Lammers, MC, Lammers WH : Arginine deficiency affects early B cell maturation and lymphoid organ development in transgenic mice. *J Clin Invest* **110** : 1539-1548, 2002

15) LeBien TW : Arginine ; an unusual dietary requirement of pre-B lymphocytes? *J Clin Invest* **110** : 1411-1413, 2002
16) Seo YR, Kelley MR, Smith ML : Selenomethionine regulation of p 53 by a ref 1-dependent redox mechanism. *Proc Natl Acad Sci USA* **99** : 14548-14553, 2002
17) German JB, Roberts M, Fay L, Watkins, S : Metabolomics and individual metabolic assessment ; The next great challenge for nutrition. *J Nutr* **132** : 2486-2487, 2002
18) Huber M, Mundlein A, Dornstauder E, Schneeberger C, Tempfer CB, Mueller MW, Schmidt WM : Accessing single nucleotide polymorphisms in genomic DNA by direct multiplex polymerase chain reaction amplification on oligonucleotide microarrays. *Anal Biochem* **303** : 25-33, 2002
19) Rao KV, Stevens PW, Hall JG, Lyamichev V, Neri BP, Kelso DM : Genotyping single nucleotide polymorphisms directly from genomic DNA by invasive cleavage reaction on microspheres. *Nucleic Acids Res* **31** : e 66, 2003
20) http://snp.cshl.orgl
21) Ordovas JM : Cardiovascular disease genetics ; a long and winding road. *Curr Opin Lipidol* **14** : 47-54, 2003
22) Roses AD : Genome-based pharmacogenetics and the pharmaceutical industry. *Nat Rev Drug Discov* **1** : 541-549, 2002
23) Butler D : Are you ready for the revolution? *Nature* **409** : 758-760, 2001
24) Metzger N, Zare RN : Interdisciplinary research ; From belief to reality. *Science* **283** : 642-643, 1998
25) Miller CJ, Attwood TK : Bioinformatics goes back to the future. *Nat Rev Mol Cell Biol* **4** : 157-162, 2003
26) Takahashi N, Kaji H, Yanagida M, Hayano T, Isobe T : Proteomics ; advanced technology for the analysis of cellular function. *J Nutr* **133** : 2090 S-2096 S, 2003
27) Tyers M, Mann M : From genomics to proteomics. *Nature* **422** : 193-197, 2003

28) Cutler P : Protein arrays ; the current state-of-the-art. *Proteomics* **3** : 3-18, 2003
29) Jeffery CJ : Moonlighting proteins. *Trends Biochem Sci* **24** : 8-11, 1999
30) Nicholson JK, Lindon JC, Holmes E : Metabonomics ; understanding the metabolic responses of living systems to pathophysiological stimuli via multivariate statistical analysis of biological NMR spectroscopic data. *Xenobiotica* **29** : 1181-1189, 1999
31) Brindle JT, Antti H, Holmes E, Tranter G, Nicholson JK, Bethell HW, Clarke S, Schofield PM, McKilligin E, Mosedale DE, Grainger DJ : Rapid and noninvasive diagnosis of the presence and severity of coronary heart disease using 1 H-NMR-based metabonomics. *Nat Med* **8** : 1439-1444, 2002
32) Newman JW, Watanabe T, Hammock BD : The simultaneous quantification of cytochrome P450 dependent linoleate and arachidonate metabolites in urine by high-performance liquid chromatography-tandem mass spectroscopy. *J Lipid Res* **43** : 1563-1578, 2002
33) Hellerstein MK : *In vivo* measurement of fluxes through metabolic pathways ; The missing link in functional genomics and pharmaceutical research. *Ann Rev Nutr* **23** : 379-402, 2003
34) Berger A, Mutch DM, German JB, Roberts MA : Unraveling lipid metabolism with microarrays ; effects of arachidonate and docosahexaenoate acid on murine hepatic and hippocampal gene expression. *Genome Biol May* **23** ; 3(7) : PREPRINT 0004, 2002
35) Watkins SM, Reifsnyder PR, Pan H-J, German JB, Leiter EH : Lipid metabolome-wide effects of the peroxisome proliferator-activated receptor gamma agonist rosiglitazone. *J Lipid Res* **43** : 1809-1817, 2002
36) Fiehn O : Metabolic networks of Cucurbita maxima phloem. *Phytochemistry* **62** : 875-886, 2003
37) Hood L : Systems biology ; integrating technology, biology, and

computation. *Mech Ageing Dev* **124**：9-16, 2003
38) Selinger DW, Wright MA, Church GM：On the complete determination of biological systems. *Trends Biotechnol* **21**：251-254, 2003
39) Stelling J, Klamt S, Bettenbrock K, Schuster S, Gilles ED：Metabolic network structure determines key aspects of functionality and regulation. *Nature* **420**(6912)：190-193, 2002
40) Lamers RJ, DeGroot J, Spies-Faber EJ, Jellema RH, Kraus VB, Verzjil N, TeKoppele, JM, Spijksma GK, Vogels JT, van der Greef J, van Nesselrooij JH：Identification of disease- and nutrient-related metabolic fingerprints in osteoarthritic guinea pigs. *J Nutr* **133**：1776-1780, 2003
41) Kiberstis P, Roberts L：Introduction. It's not just the genes. *Science* **296**：685, 2002
42) Ebbeling CB, Pawlak DB, Ludwig DS：Childhood obesity；public health crisis, common sense cure. *Lancet* **360**：473-482, 2002
43) Kelner K, Helmuth L：Obesity-What is to be done? *Science* **299**：845, 2003
44) Kohn M, Booth M：The worldwide epidemic of obesity in adolescents. *Adolesc Med* **14**：1-19, 2003
45) Schwartz MB, Puhl R：Childhood obesity: a societal problem to solve. *Obes Rev* **4**：57-71, 2003
46) Lenfant C：Clinical research to clinical practice—lost in translation. *N Engl J Med* **349**：868-874, 2003
47) Carpenter KJ：A short history of nutritional science；Part 4 (1944-1985). *J Nutr* **133**：3331-3342, 2003
48) Abbott A：Alliance for Cellular Signaling；into unknown territory. *Nature* **420**：600-601, 2002.
49) www. signalling-gateway. org

● 索　引 ●

■あ
アテローム性動脈硬化症	116
アポE受容体	69
アポ蛋白	61
アラキドン酸	9, 23
アルコール制限	51
アレルギー	30
アレルゲン	31
安定同位元素	116

■い
育児用粉乳	22
イソフラボン	91
一塩基多型	112
一価不飽和脂肪酸	81
遺伝学的疾病素質	108
遺伝子型	107
遺伝子組み換え油脂	30

■え
エイコサトリエン酸	21
エイコサノイド	27
エイコサペンタエン酸	4
栄養機能	2
栄養ゲノム科学	107
栄養所要量	3
栄養生理機能	2
栄養表示	28

■お
美味しい油脂	25
オキシステロール	73
オレイン酸	14, 33

■か
カイロミクロン	52, 61
カイロミクロンレムナント受容体	69
核磁気共鳴分析法	115
家族性高コレステロール症	71
カベオラ	64
癌	17
環境	107

■き
機能的ゲノミクス	110
共役リノール酸	27
虚血性心疾患の一次予防ガイドライン	55
許容摂取上限量	11

■け
鶏卵	94
血清コレステロール	6, 27
血清コレステロール値	60
血中コレステロール	110
血中コレステロール値	59
血中トリグリセリド濃度	41
ゲノミクス	110, 117
健康的な油脂	25
健康モニタリング・システム	121

■こ
高カイロミクロン血症	52
高コレステロール血症	41
抗酸化物	49
高脂血症	41
高トリグリセリド血症	41
高ホモシスチン血症	54
コーヒー	99
コレステロール	59
コレステロール摂取量	47
コレステロール代謝	120

■さ
細胞膜	64
酸化安定性	25

■し
ジエン型トランス酸	27
脂質過酸化	2
脂質過酸化反応	24
脂質の栄養生理機能	2
脂質目安量	3
シス型	45
システム生物学	117
質の問題	8
質量分光器	116
質量分析技術	116
質量分析法	115
シトスタノール	88
脂肪肝	70
脂肪酸	44, 81
脂肪酸摂取比率の推奨値	8
脂肪酸組成の改変	30
脂肪摂取量	44
ショートニング	26
食環境	41
食後高脂血症	52
食事順応表現型	108

食事摂取基準 3, 43	超低比重リポ蛋白 51	肥満 16
食事由来コレステロール 67	■て	表現型 106
食品安全委員会 27	低カロリー油脂 25	■ふ
植物ステロール 86	低コレステロール血症 70	物理的特性 106
食物繊維 48, 79	低比重リポ蛋白 49	部分水素添加 26
食用植物油中のアレルゲン 32	適正エネルギー 43	不飽和脂肪酸 26
	適正摂取量 11	プログラミング 108
■す	転写プロファイリング 111	プロテオーム 114
水溶性食物繊維 68, 79		プロテオミクス 113, 117
スナップショット 115	■と	
	動脈硬化症 59	■ほ
■せ・そ	動脈硬化性疾患診療ガイドライン 41	飽和脂肪酸 81
生化学的特性 106	ドコサヘキサエン酸 4, 22	ホモシステイン 54
生活習慣病 15	トランス型 45	ポリフェノール 53
生物医学 105	トランスクリプトーム 111, 114	
生命情報科学者 113	トランスクリプトミクス 113	■ま
生理機能 2	トランス酸 26	マーガリン 26
世界の脂質所要量（推奨量） 36	トリグリセリド 41, 61	マヨネーズ 88
総コレステロール 41		■み・む
	■に	見えない油 35
■た	日本型食生活 34	見える油 35
代謝健常性の測定 120	乳糖不耐症 107, 109	無βリポ蛋白血症 70
代謝メモリー 108	ニュートリゲノミクス 107, 112	
大豆ステロール 86		■め
大豆たんぱく質 90	■は	メタボリックシンドローム 41
代用脂 25	バイオインフォーマティクス 112	メタボリックシンドロームの診断基準 42
多価不飽和脂肪酸 45, 81	バイオマーカー 109	メタボロミクス 113, 115, 117, 120
卵 94	バクセン酸 27	目安量 7
胆汁由来コレステロール 67	バランスの問題 8	
たんぱく質含量 31		■も
	■ひ	目標量 7
■ち	非脂肪酸成分 2	モノ不飽和脂肪酸 14
中鎖脂肪酸 81	必須脂肪酸 3, 45, 81	
中性脂肪 41, 52		
長鎖脂肪酸 81		

■ や

薬理機能	2
やせ	16

■ ら・り

ライフサイエンス	110
リソソーム	77
リノール酸	9, 20, 29, 33
リノール酸の許容摂取範囲	21
リノール酸の最適摂取量	21
リピドラフト	64
リポ蛋白	61

■ る・れ

ルミナコイド	79
劣性家族性高コレステロール血症	71
レムナントリポ蛋白	50

■ ギリシャ・数字

α-リノレン酸	4
2005年版食事摂取基準	43

■ 欧文

AA	9, 23
Acceptable Macronutrient Distribution Ranges	13
Alliance for Cell Signalling	123
biomedicine	105
CM	52, 61
DHA	4, 22
Dietary Reference Intakes	11
EPA	4
HMGCoA還元酵素	70
LDLコレステロール低下作用	48
LDL受容体	69
n-3系脂肪酸	45
n-6系脂肪酸	45
n-6/n-3比	8
SNPコンソーシアム	112
SR-B1	69
TG	41, 61
VLDL	51

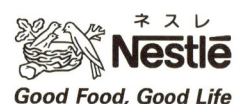

ネスレ栄養科学会議

　ネスレ栄養科学会議は，わが国の栄養科学分野の一層の振興を目的として，世界最大の総合食品会社であるネスレの支援のもとに，2005年に設立されました．

　この会議は栄養の科学と味，香りなどに対する感覚の科学を中心に，特に若い研究者の方々の研究・開発を支援しようとするものであります．

　現代の生物科学は急速に発展しており，広い意味での生物科学の一分野である栄養の科学も，大きな展開を見せております．諸種の栄養素が身体を支える仕組みが分子レベルで詳細に説明できるようになるなど，その発展は目をみはるものがあります．

　順調な成長を評価の基本としてきた従来の栄養学は，われわれの身体の機能をよい状態にすることを評価の基本とする栄養学へと急速に進展致しました．

　さらに，ヒトゲノムの全塩基配列が決定され，個人個人の遺伝的特徴を知ることができる今日，栄養学も特定のグループを対象としていた栄養学から，1人ひとりの栄養状態を判定し，適切な食事計画を設計する「個」を対象とする栄養学へと発展しております．一方，感覚の科学の領域でも，味覚レセプター，嗅覚レセプターの発見などが相次ぎ，この分野も分子レベルで急速に展開しております．

　ネスレ栄養科学会議は，このような状況のもと，わが国の新しい時代の栄養学の発展に貢献すべく，次のような活動を行います．

ネスレ栄養科学会議の主な活動
　（1）　栄養科学関連若手研究者への助成
　（2）　公開講演会やシンポジウムの開催，並びに学会等への協賛
　（3）　研究成果や最新の栄養関連情報の提供

ネスレ栄養科学会議理事会役員
　理事長　　野口　忠　東京大学名誉教授
　副理事長　ピーター・バン　ブラーデレン
　　　　　　　　ネスレリサーチセンター（スイス・ローザンヌ）所長
　理事　　　阿部啓子　東京大学教授
　理事　　　森谷敏夫　京都大学教授
　理事　　　ファイザル・クリシャン
　　　　　　　　ネスレ日本株式会社　専務取締役　生産本部長
　理事　　　ファブリチオ・アリゴニ
　　　　　　　　ネスレリサーチセンター（スイス・ローザンヌ）

ネスレ栄養科学会議事務局
　　事務局長　　藤井高任
　　〒140-0002 東京都品川区東品川 2-2-20 天王洲郵船ビル
　　TEL：03-5769-6214　　FAX：03-5769-6291
　　ホームページ：http://www.nestle.co.jp/science/

〔著者紹介〕（執筆順）

菅野　道廣（すがの　みちひろ），第1章
　　　九州大学大学院農学研究科博士課程修了
　　　九州大学・熊本県立大学名誉教授
　　　農学博士

近藤　和雄（こんどう　かずお），第2章
　　　東京慈恵会医科大学卒業
　　　お茶の水女子大学　生活環境センター教授
　　　医学博士

板倉　弘重（いたくら　ひろしげ），第3章
　　　東京大学大学院博士課程修了
　　　茨城キリスト教大学　生活科学部教授
　　　国立健康・栄養研究所名誉所員
　　　医学博士

ブルース　ジャーマン〔J. Bruce German〕，第4章
　　　ウエストオンタリオ大学（カナダ）修士修了
　　　カリフォルニア州立大学ビーデス校教授
　　　コーネル大学（アメリカ）学位取得　食品化学

健康と脂質摂取

2006年（平成18年）5月20日　初版発行

監　修	ネスレ栄養科学会議
発行者	筑紫恒男
発行所	株式会社 建帛社 KENPAKUSHA

〒112-0011　東京都文京区千石4丁目2番15号
TEL（03）3944-2611
FAX（03）3946-4377
http://www.kenpakusha.co.jp/

ISBN4-7679-6109-2　C3047
©ネスレ栄養科学会議，2006
（定価はカバーに表示してあります）

あづま堂印刷／愛千製本所
Printed in Japan.

本書の複製権・翻訳権・上映権・公衆送信権等は株式会社建帛社が保有します。
JCLS ＜㈱日本著作出版権管理システム委託出版物＞
本書の無断複写は著作権法上での例外を除き禁じられています。複写される場合は，㈱日本著作出版権管理システム（03-3817-5670）の許諾を得てください。